Krankenpflege zu Hause

Sozialhygienische Schriftenreihe

10

Herausgegeben vom
Verein für Anthroposophisches Heilwesen
Bad Liebenzell

Krankenpflege zu Hause

auf der Grundlage der anthroposophisch orientierten Medizin

von
Albertine van Benthem-van Beek Vollenhoven /
Saskia Bos / Wil Visser-Klein Lebbink /
Ermengarde de la Houssaye-Lievegoed

mit einem Beitrag von
Anneke Wijnbergh-van Belle

VERLAG FREIES GEISTESLEBEN

Die holländische Originalausgabe erschien unter dem Titel «Zieken thuis» bei Uitgeverij Vrij Geestesleven, Zeist.

Die Deutsche Bibliothek – CIP-Einheitsaufnahme

Krankenpflege zu Hause:
auf der Grundlage der anthroposophisch orientierten Medizin /
von Albertine van Benthem-van Beek Vollenhoven ... Mit einem Beitr.
von Anneke Wijnbergh-van Belle. [Übers.: Angelika Sandkühler]. –
4. Aufl. – Stuttgart: Verlag Freies Geistesleben, 1996
(Sozialhygienische Schriftenreihe; 10)
Einheitssacht.: Zieken thuis ‹dt.›

ISBN 3-7725-0170-2

NE: Benthem-van Beek Vollenhoven, Albertine van; EST; GT

4. Auflage 1996
Übersetzung: Angelika Sandkühler
Zeichnungen: Walter Krafft, Fiona van Mansvelt

Druck: Greiserdruck, Rastatt

Inhalt

Einleitung

Dies Büchlein soll jedem, der zu Hause Kranke zu versorgen hat, eine Hilfe bei der Durchführung der notwendigen Maßnahmen und bei der sachgemäßen Behandlung sein.

Gleichzeitig hoffen wir, manche Fragen zu beantworten, die von Menschen kommen, die bereits in der Krankenpflege tätig sind, oder die sich in der Ausbildung befinden und Prüfungsarbeiten zu schreiben haben. Unser Ziel ist es also, sowohl Laien als auch Krankenschwestern und -pflegern von Berufs wegen Anregungen zu geben. Es erscheint manchmal schwierig, beides miteinander zu verbinden und eine einheitliche Form zu finden, die den unterschiedlichen Voraussetzungen gerecht wird. Wir hoffen, sowohl denen, die zu Hause Kranke versorgen, als auch Pflegekräften, die ein vertieftes Verständnis ihres Berufes suchen und ihn inhaltlich bereichern wollen, neue Ideen geben zu können. Unser Ausgangspunkt ist, daß die praktischen Angaben nicht ohne ihren Hintergrund betrachtet werden können. Dieser ist die Anthroposophie, wie sie von Rudolf Steiner begründet wurde. Nach einigen kurzen Hinweisen auf Leben und Werk Rudolf Steiners folgt eine Ausführung über den Pflegeprozeß, wobei besonderer Wert auf eine *qualitative* Verbesserung der Krankenpflege gelegt wird. Der erste Teil schließt mit einer kurzen Darstellung derjenigen Aspekte der Anthroposophie, die notwendig sind, um die im zweiten Teil beschriebenen praktischen Hinweise sinnvoll verwirklichen zu können.

Im letzten Teil wird die Betreuung von Schwangeren, Wöchnerinnen und Neugeborenen behandelt. Er schließt mit einem Kapitel über das Begleiten von Schwerkranken und Sterbenden.

I. Teil

Anthroposophie und Krankenpflege

Versorgen, vermitteln, begleiten: drei Aspekte einer umfassenden Pflege

Das Pflegen Kranker — ob es sich nun zu Hause oder im Krankenhaus abspielt, ob es sich um Kinder oder Erwachsene handelt — erfordert Fachkenntnis und Fertigkeit, wenn es zur Kunst werden soll. Eine Kenntnis des Menschen, sei er nun gesund oder krank, ist nötig, eine Fertigkeit in der Durchführung derjenigen Handreichungen und Behandlungen, die in der spezifischen Situation des uns anvertrauten Menschen notwendig sind.

Virginia Henderson beschreibt in ihren »Grundregeln der Krankenpflege« die einzigartige Funktion der Krankenpflege wie folgt: »Die besondere Funktion der Schwester besteht in Hilfeleistung für den einzelnen, ob krank oder gesund; in der Durchführung jener Handreichungen, die zur Gesundheit oder Genesung beitragen (oder zu einem friedlichen Tod), welche der Kranke selbst ohne Unterstützung vornehmen würde, wenn er über die nötige Kraft, den Willen und das Wissen verfügte. Diese Hilfeleistung hat in der Weise zu geschehen, daß der Kranke so rasch wie möglich seine Unabhängigkeit wieder erlangt.« Der Pflegende hilft also als »Bruder« oder »Schwester«, die unmittelbaren Sorgen zu tragen, wozu der Patient in seiner momentanen Lebenssituation nicht alleine fähig ist.

Wird der Arzt im Krankheitsfalle zu Hilfe gerufen, so wird er versuchen, aufgrund der Anamnese (Vorgeschichte) der angegebenen Beschwerden und Symptome sich ein *Bild* zu machen. Danach wird dann die Therapie eingerichtet. Damit dieses Bild so klar wie möglich wird, braucht der Arzt einen gewissen Abstand. Weitere Krankenbesuche werden ihm die Situation deutlicher machen oder eventuell auch das Bild verändern. Der Arzt ist darauf angewiesen, daß der Patient mitarbeitet und offen ist, daß er Veränderungen der Symptome erwähnt und daß er sich an die Therapie hält.

Es ist meistens nicht sinnvoll, sich selber zu verarzten, abgesehen von bekannten Wehwehchen oder kleinen Verletzungen. Im allgemeinen wird es ohne Schwierigkeiten möglich sein, sofern man zum Hausarzt ein gutes Vertrauensverhältnis hat, die in diesem Büchlein dargestellten Behandlungen anzuwenden. Arzt und Patient (eventuell über die Krankenschwester, den Krankenpfleger oder sonst eine Pflegeperson) arbeiten eng zusammen auf dem Weg zur Genesung. Der Therapeut wird aufgrund der Anweisungen des Arztes Schritt für Schritt und zielbewußt mit dem Patienten zusammen bestimmte Qualitäten entwickeln. Hierfür hat er durch seine jeweilige therapeutische Kunst ganz bestimmte Möglichkeiten. So zum Beispiel die Physiotherapie, die Hydrotherapie, die Heileurythmie und die verschiedenen künstlerischen Therapien. Was ist nun eigentlich die »therapeutische Kunst« in der Krankenpflege? Wir wollen uns in diesem Büchlein darauf beschränken, eine Anzahl krankenpflegerischer Maßnahmen zu beschreiben, die zu den therapeutischen Möglichkeiten der anthroposophischen Heilkunst gehören. Auch Mütter und Väter können, wenn der Arzt dies angibt, mit Hilfe der Beschreibungen ihre Kinder und Mitbewohner im Hause behandeln.

Pflegen bedeutet nicht nur die Versorgung des Kranken, die Verabreichung von Medikamenten oder die Anwendung der vorgeschriebenen Behandlung. Es erfordert eine bestimmte *Grundhaltung*, wenn man als Mensch neben dem Kranken stehen und ihm da helfen will, wo es nötig ist. Die wichtigste therapeutische Kunst des Pflegenden liegt im Mitmensch-Sein, in der Zuwendung zum anderen Menschen, — und der Mensch gliedert sich in Leib, Seele und Geist. Obwohl Leib, Seele und Geist während des Lebens nicht zu trennen sind, müssen sie doch unterschiedlich betrachtet werden, wie wir im nächsten Kapitel sehen werden.

Wie beim Menschen selbst, so können auch in der krankenpflegerischen Tätigkeit drei Aspekte unterschieden werden, die aber immer zusammen wirksam sein müssen. Es wird jedoch nur jeweils einer dieser drei Aspekte im Vordergrund stehen, je nach dem momentanen Bedarf.

In dem genannten Buch schreibt Virginia Henderson, wie die Notwendigkeit, das Bedürfnis des Individuums — sei es nun unmittelbar oder auf lange Sicht — nach körperlicher Fürsorge oder seelischer Unterstützung und Wiedereingliederung herauszuspüren, dazu führt, daß Krankenpflege eine *Dienstleistung von höchstem Range* wird.

Der Patient

Im Wort Patient liegt die Geduld (Patientia) und zum anderen das »Sich-Zeit-Lassen« für einen Prozeß, der zu einer neuerworbenen Harmonie führen kann. Das Wort Patient kann deutlich machen, daß man bereit sein muß, sich *aktiv* und *positiv* in Geduld zu üben bei einem Geschehen, das aus der üblichen Lebensplanung herausfällt.

Versorgen

Mit dem Begriff des Versorgens begeben wir uns auf das Gebiet der elementaren Lebensbedingungen, die da sind Atmung, Regelung der Körperwärme, Essen und Trinken, Schlafen und Wachen, richtige Haltung und Bewegung. Sofern der Patient nicht selber imstande ist, für diese Funktionen zu sorgen, hat man als Pfleger die Aufgabe, die bestmöglichen Umstände herzustellen, unter denen der Patient weiterleben kann. Gleichzeitig geht es darum, alles zu veranlassen, damit eine Verbesserung der Situation eintritt. Versorgen und Pflegen heißt also immer, Sorge dafür zu tragen, daß dem Patienten das zukommt, was er sich selber nicht beschaffen kann, außerdem muß er aber auch zu eigenen Aktivitäten angeregt werden.

Hier wird, wenn die elementaren Tätigkeiten des Alltags Schritt für Schritt zurückgewonnen werden, das Pflegen zur therapeutischen Kunst.

Pflegen und Versorgen dürfen niemals zum Verzärteln des Patienten ausarten. Gerade die Selbständigkeit soll ermuntert werden, der Pflegende hat die Aufgabe, »zu inkarnieren« (das heißt, er soll dazu beitragen, daß das geistige Wesen des Menschen in seinem Körper leben und diesen als Instrument benutzen kann).

Der Gärtner schafft in seiner Pflanzenzucht (auf englisch »A Nursery«!) optimale Voraussetzungen für das Wachstum und eine gute Entwicklung der Pflanzen. Wachsen müssen sie selber. So müssen auch wir in der Krankenpflege die bestmöglichen Voraussetzungen herstellen und uns dabei aber darüber im klaren sein, daß die zu erwartenden Genesungsprozesse aus dem Organismus des Patienten selber kommen. Man kann niemandem eine Genesung aufzwingen. Nur die Voraussetzungen dazu können wir schaffen, denn jeder Mensch hat sein eigenes Schicksal, seinen eigenen Lebenswillen und seine eigenen Genesungsmöglichkeiten. Dies alles müssen wir respektieren und uns »lauschend« einstellen auf das, was momentan notwendig und möglich ist.

Wie die Gärtner, arbeiten auch wir mit den vier klassischen Elementen Erde, Wasser, Luft und Wärme, um ein gutes und gesundes Milieu herzustellen. Betrachten wir speziell den Menschen, so kommen solche Qualitäten, die die Sinne ansprechen, dazu wie Licht und Düfte oder die Umstände, die einem Raum kühle Ungemütlichkeit oder eine warme Atmosphäre geben.

Soll das Pflegen zur Kunst werden, muß feststehen, daß der technische Ablauf der Anwendungen und Behandlungen absolut beherrscht wird. Man muß den Ablauf der Anwendungen also gut kennen und ihn sich vor Beginn der Behandlung noch einmal verdeutlichen. Es darf zum Beispiel nicht passieren, daß man unterbrechen muß, um etwas Fehlendes zu holen. Pflegen verlangt waches Beobachten und gutes Einfühlungsvermögen, man muß die Situation vom Standpunkt des Patienten aus bedenken: Ist das Wasserglas auf dem Nachttisch leer, wird der Patient vom Licht geblendet, ist der lästig tropfende Wasserhahn zu hören oder spricht man gar selber zu laut und läßt womöglich die Türe zufallen? So gibt es hundert Kleinigkeiten, die mit einiger Aufmerksamkeit vermieden werden können. Doch sind es gerade diese Kleinigkeiten, auf die es ankommt. Das Motto für pflegerisches Versorgen könnte heißen: »Aufmerksamkeit für die kleinen Dinge.«

Die vier Elemente

Unter dem Begriff des Pflegens könnte man also eine Art von »Milieubetreuung« verstehen. Man muß sowohl für das innere Wohlbefinden als auch für die nähere und weitere Umgebung Sorge tragen. Um dies zu erreichen, machen wir, wie gesagt, Gebrauch von den elementaren Milieuqualitäten: von der Festigkeit der Erde, von der strömenden und sich verändernden Beschaffenheit des Wassers, von der Luft mit ihren verschiedenen Stimmungen und der Wärme, die allem eine menschliche Qualität gibt.

Wenn die eigene *feste Stütze* wegfällt — sei es im physischen oder mehr im inneren, seelischen Bereich —, dann kann geholfen werden, indem wir auf verschiedenartigste Weise »Festigkeit« anbieten: eine feste Unterlage, wie ein Brett oder eine harte Matratze im Bett, eventuell mit einer Fußstütze; einen Spazierstock, feste Schuhe usw., aber auch durch eine konsequente, feste Einteilung des Tagesablaufs oder durch kräftige

Ernährung. All diese Maßnahmen fallen unter den Begriff des Stützens. Sie geben Festigkeit und bieten Widerstand. Sie sollen zum Bewußtsein führen und das Selbstbewußtsein stärken. Wenn man pflegerisch mit diesen Dingen umgeht, so heißt das, daß herausgespürt werden muß, in welchem Maß und in welcher Form Festigkeit erwünscht ist.

Das *Wasser* spielt in beinahe allen Behandlungen eine Rolle, die in diesem Büchlein beschrieben werden. Es ist der ideale »Vermittler« dadurch, daß es Qualitäten und Substanzen in sich aufnehmen und wieder abgeben kann. Auch in der täglichen Hygiene spielt es seine Rolle und auch hier muß herausgespürt werden, *wie naß* man vorgehen darf. Wenn der Patient stark geschwitzt hat, kann ordentliches Waschen wunderbar erfrischend sein. Hat man es jedoch mit einem Todkranken zu tun, nimmt man ihm auf diesem Wege das letzte bißchen Kraft und Wärme. Hier muß man sich genau überlegen, wie man dem Patienten die notwendige Erfrischung zukommen läßt und wie die Haut richtig versorgt wird.

Besonders genau muß auf den inneren Wasserhaushalt geachtet werden. Ein Zuviel oder Zuwenig kann die inneren Verhältnisse sehr stören. Kann ein Patient nicht oder nicht genug trinken, hilft man sich mit einer Infusion. Das Element des Wassers hängt direkt mit dem *Leben* zusammen.

Die *Luft*, die über die Atemwege eine erste Voraussetzung zum Leben bildet, hat auf das *Seelenleben* einen großen Einfluß. Sobald der Patient nicht genug Luft bekommt, wird er ängstlich. Es ist schwierig, in verbrauchter Luft wach zu bleiben, dünne Bergluft kann übermütig machen.

Es kann für den Kranken quälend sein, wenn er Essensdüfte, unangenehmem Geruch oder starkem Parfum ausgesetzt ist, denn er kann sich dem nicht entziehen. Es ist aber auch möglich, daß der Patient Bedürfnis hat nach der »eigenen« Atmosphäre, — dann sollte das Fensteröffnen und Lüften nicht übertrieben werden. Stimmungen können gleichsam in der Luft liegen, wie auch das Wetter drückend, bedrohlich oder ermunternd sein kann. Der *Humor* ist in diesem Element der

Luft sehr wichtig. Durch ihn kann manche bedrückende Situation aufgehellt werden.

In den beschriebenen Behandlungen spielt die *Wärme* eine wichtige Rolle, da man ganz gezielt mit Wärme- oder Kältereizen bestimmte Prozesse anregen oder dämpfen kann. Es ist die Aufgabe des Pflegenden, für jeden Patienten die individuell richtige Temperatur herauszufinden. Man sorgt für angemessene Kleidung, die richtige Bettdecke und angenehme Zimmertemperatur. Auch wenn der Patient zu eigenen Aktivitäten angeregt oder eher zur Ruhe gebracht wird, ist man auf dem Gebiet der Wärme tätig. Wärme wird durch einen Händedruck, einen Blick, oder eine menschliche Begegnung vermittelt. Indem man sich für etwas begeistert, kann man sich von innen heraus »erwärmen«.

Aus der bisherigen Beschreibung wird deutlich, daß die Qualitäten immer sowohl wörtlich als auch im übertragenen Sinn in ihrem Verhältnis zum Menschen gesehen werden müssen. Die Qualitäten, die auf den Körper wirken, finden immer im seelischen Bereich ihre Spiegelung. Umgekehrt ist es so, daß Farben, Düfte und Geräusche über das mehr oder weniger bewußte Erleben bis in körperliche Prozesse hineinwirken.

Hiermit kommt man in das Gebiet der künstlerischen Therapie. Aber auch in der Krankenpflege kann man lernen, mit diesen Qualitäten bewußt umzugehen, indem man, sofern dazu die Möglichkeiten da sind, mit Blumen, Vorhängen, einer bunten Tischdecke oder einem Bild Farbe ins Zimmer bringt.

Die Sinne reagieren stärker auf äußere Eindrücke, wenn man aus dem täglichen Getriebe heraus ist, wenn man »Patient« ist und sich für eine unbestimmte Zeit in Geduld fassen muß, vor allem, wenn man ans Bett gefesselt ist. Ähnlich wie bei kleinen Kindern wirken Eindrücke aus der direkten Umgebung tief bis in die Lebensprozesse des Körpers, man ist ihnen ausgeliefert und wird »überempfindlich«. Man wird auch »überästhetisch«, das heißt, häßliche, unangenehme oder starke Einflüsse stören mehr als sonst. Es kann allerdings so auch die

Fähigkeit zu subtilerem Wahrnehmen für das Echte, für Qualität und Schönheit entstehen. Wenn jetzt auch echte Qualität auf allen Gebieten geboten wird, kann das ganze weitere Leben bereichert werden.

Da sich also alle Einflüsse auf die Lebensprozesse des Körpers auswirken, übernimmt man eine große Verantwortung, wenn man therapeutisch-milieubildend arbeitet. Nur wenn man immer bestrebt ist, denjenigen, dem geholfen wird, unabhängig zu machen, kann die Krankenpflege zur »Dienstleistung von höchstem Rang« werden. Unabhängig in dem Sinne, daß der Mensch in jedem Fall seinen eigenen Entwicklungsweg gehen und zu sich selber finden kann. *Achtung* vor dieser Unabhängigkeit und *Vertrauen* in die Gesundungsmöglichkeiten, die jeder Mensch hat, bilden die Grundhaltung des Versorgenden, der seine Sensibilität für diese Möglichkeiten entwickeln muß.

Vermitteln

Den zweiten der drei genannten Aspekte nennen wir das Vermitteln, weil man als *Mensch* mitten in den krankenpflegerischen Aufgaben darinnen steht. Die Pflegenden oder Betreuenden tragen die Verantwortung für eine kontinuierliche Versorgung; sie wechseln einander in der Pflege ab, sorgen dafür, daß der Patient die Verbindung zu der für ihn unerreichbaren Außenwelt nicht verliert und achten darauf, daß der Kontakt zur Familie und Freunden, zur Natur und Kultur, nicht abreißt oder aufs neue geknüpft wird.

Der Pflegende ist für den Patienten der Verbindungsmann, er ist sein »Merkurius«. Wie der Gott Hermes/Merkur mit den geflügelten Füßen in der alten Mythologie als Götterbote in der ganzen Welt verkehrte und bei Göttern, Menschen und in der Unterwelt erschien, hat auch der Pflegende die Pflicht, für den Patienten zu allen »Welten« Kontakt zu halten. Der Pflegende schafft Verbindungen — sowohl im räumlichen (Außenwelt) als auch im zeitlichen Sinn (Fortsetzung der Betreuung) — für den ihm anvertrauten Menschen. Der Pflegende oder Betreuende muß nicht nur die Fähigkeit haben, sich in die Erlebniswelt, die Schmerzen und Bedürfnisse des Patienten hineinzuversetzen, sondern er muß auch den Standpunkt der betroffenen Umwelt verstehen und, wenn nötig, »übersetzend« eingreifen.

Der Pflegende muß also für die verschiedenen Welten offen sein, sie in sich aufnehmen, ja in seiner Person zusammenfassen. Somit kommt es zu einer echten »Herzfunktion«. Als Pflegender nimmt man viele Dinge abwägend und sie auf ihren inneren Wert hin prüfend in sich auf. Dann kann man sie weitergeben und mit anderen Bereichen, deren inneren Wert man ebenso kennt, verbinden. Wenn man gut übersetzen will, muß man sich in beiden Sprachen zu Hause fühlen, nur dann kommt jede Nuance zu ihrem Recht. Diese Aufgabe ist manchmal recht schwer zu bewältigen, weil es leicht passieren kann, daß man für den einen mehr Verständnis aufbringen kann als für den anderen, oder man wird parteiisch durch Vorurteile. Die therapeutische Kunst besteht darin, daß »der Pflegende sich *selber* in seiner Arbeit als *therapeutisches Instrument* betrachtet«.*

Ist es denn möglich, selber therapeutisches Instrument zu sein? Kann man als Mitmensch auch Heilmittel sein? Was ist es, was heilt?

Wir werden in diesem Büchlein immer wieder darauf stoßen: Der Heilprozeß, das Wiederfinden der Harmonie, kann durch die *Begegnung* mit einem bestimmten Element, einer Qualität oder Aktivität erreicht werden, also durch etwas Wesenhaftes, wie es auch die Begegnung mit einem *Menschen* ist.

Nimmt man die *Substanz* für ein Medikament, so wird sie nicht einfach so verwendet, wie sie in der Natur vorkommt.

* M. C. de Haan, Arzt, in der »Tijdschrift voor Ziekenverpleging«, 27. Jg., Nr. 29, 30. 7. 1974.

Die homöopathisch verdünnten Medikamente machen einen langen Herstellungsprozeß durch. Durch rhythmische Prozesse wird der Stoff »potenziert« und gewinnt an Qualität, während er durch die Verdünnung immer mehr an physischer Quantität verliert: Es ist die innere Qualität eines Stoffes, die durch diese Bearbeitung freigesetzt wird, ihr »begegnen« wir, wenn wir ein solches Heilmittel einnehmen.

Eine *menschliche* Begegnung hat immer etwas Wesenhaftes: Menschen-Ich begegnet Menschen-Ich. Wir nehmen dieses Ich des anderen nur manchmal nicht wahr, wenn wir nämlich ein Vorurteil haben, unzugänglich sind, uns durch Äußerlichkeiten beeinflussen lassen oder Antipathien nachgeben. Es ist heutzutage sowieso schwierig, spontan zu einer echten Begegnung zu kommen.

Derjenige, der sich in den Dienst der Heilkunde stellt, also »Therapeut« sein will, muß einen »Vorbereitungsprozeß« durchmachen, denn um zu wirklichen menschlichen Begegnungen zu kommen, sind gewisse Voraussetzungen notwendig. Toleranz und Unbefangenheit werden erworben durch Selbstschulung. Die Gefühle müssen beherrscht werden, und man muß sich selber kennen und in der Hand haben. Rudolf Steiner gab für Pflegende die Anregung, sich mit den Launen und Stimmungen der Patienten als einem eigenen »Forschungsgebiet« zu beschäftigen. Hier ist eines der wesentlichen Arbeitsgebiete in der Krankenpflege.

Sobald der Mensch nicht richtig »bei sich« ist, können diese Stimmungen und unkontrollierten Launen entstehen. Eine derartige Stimmung ist stärker als man selber, man kennt dieses Phänomen bei Krankheit, Übermüdung, in einer Lebenskrise oder einfach frühmorgens oder nach einem freien Tag. Jede Mutter, jeder Pflegende kennt diese Art der »Tyrannei«, dieses ständige Rufen oder Klingeln, dieses Erzwingen von Aufmerksamkeit. In dem Moment ist es unmöglich, den Patienten zufriedenzustellen, und eigentlich will er das auch nicht. Im allgemeinen ist er selber über sein Verhalten unglücklich, kann aber nicht anders handeln.

Solche Stimmungen sind besonders ansteckend. Ohne daß man es merkt, antwortet man im selben Ton, reagiert man aus der gleichen Irritiertheit heraus, und schon tanzt man nach der Pfeife des Patienten. So wird das Verhältnis zum anderen unfrei und von einer wesenhaften Begegnung kann keine Rede mehr sein. Befindet man sich als Pflegender in solch einer Situation, so ist man eher Spiegel als »therapeutisches Instrument«, und man reagiert nur noch, ohne darauf einzugehen, was der Patient in seiner Unzufriedenheit im Grunde zum Ausdruck bringen will.

Will man solch eine Situation durchschauen, ist eine gute Selbsterkenntnis und gleichzeitig die Fähigkeit notwendig, sich in den andern hineinzuversetzen, um seinen Standpunkt einnehmen zu können. Unter Umständen kann es auch hilfreich und entspannend sein, wenn es zu einer ordentlichen Explosion oder einem Streit kommt; so können beide Parteien wieder zu sich selber finden. Auf jeden Fall aber ist es dann Aufgabe des Pflegenden, zu beurteilen, welche »Lösung« gerade nötig und möglich ist.

Es erfordert beinahe übermenschliche Kräfte, wenn man so im täglichen Zusammenleben »therapeutisches Instrument« sein und die Möglichkeit zur Begegnung bieten will. Auch beim Vermitteln können wir nur die *Voraussetzungen* dafür schaffen, daß der Patient durch Begegnung aufwacht. Diese Voraussetzungen müssen wir »in uns selber« entwickeln, das ist der »Vorbereitungsprozeß«, durch den wir Ordnung in der eigenen Seele herstellen. Haben wir das geschafft, so können wir »Interesse« für den Mitmenschen mit seinen Ängsten, seinem Unwohlsein und seiner Unsicherheit aufbringen, so daß diese Dinge von uns auch wirklich nachvollzogen werden können. Dieses Interesse, das »Mitten-darinnen-sich-Befinden« kann als objektive Kraft empfunden werden und dem Patienten den Weg zur Genesung freimachen. Mit unserem aktiven Interesse, mit unserem Mit-Leid oder unserer Liebe machen wir es uns möglich, »therapeutische Instrumente« zu sein. Das ist es, was unter pflegendem Vermitteln zu verstehen ist.

Begleiten

Beim pflegerischen Begleiten handelt es sich um ein Mitgehen und Mitleben bei den täglichen positiven oder negativen Erlebnissen. An dieser Stelle ist es richtig, wenn man von »Bruder« oder »Schwester« spricht. Man ist für eine gewisse Zeit dazu bereit, Schicksalsgefährte zu sein und sein Leben mitzuleben, oder auch vorauszuschauen und den Patienten auf Kommendes vorzubereiten. Hierbei kann es sich einfach um eine Mahlzeit, eine Spritze, eine Behandlung, einen Besuch handeln, oder es geht um eine Untersuchung oder eine Operation.

Je besser der Patient vorbereitet ist, um so eher hat er die Möglichkeit, als ichbewußter Mensch eine vielleicht unangenehme Situation zu bewältigen. Er hat eine größere Sicherheit und von den Geschehnissen läßt er sich nicht überwältigen. Sogar freudige Ereignisse können etwas Bedrohliches bekommen: Der Patient darf zum ersten Mal aufstehen, er hat die Erlaubnis bekommen, ins Freie zu gehen oder Besuch zu empfangen. Da er der Situation momentan nicht gewachsen ist, versucht er vielleicht, sich dagegen zu sträuben. Das Schlimmste allerdings ist, wenn der Patient das Gefühl bekommt, daß er nicht als *Mensch* betrachtet wird, sondern sich als Nummer, als Objekt erlebt.

Das Begleiten richtet sich an den geistigen Wesenskern des Menschen, an das Ich, das seinen Lebensweg selbstbewußt geht.

Sobald das Selbstbewußtsein durch eine Krise geschwächt wird oder keine Aussicht besteht, den Lebensweg selbständig weitergehen zu können, kann man als »Bruder« oder »Schwester« dem Menschen zur Seite stehen, treu seinem Wesen, seiner *Person*, demjenigen, was durch die äußere Erscheinung hindurchklingt (per-sonare).

Im Buch »Tobias« (in den Apokryphen des Alten Testaments) wird ein Beispiel für das von uns genannte Begleiten erzählt. Die Geschichte spielt während der Gefangenschaft in Ninive. Der alte Tobias bleibt seinem Gott und dem Gesetz treu. Er verarmt und erblindet und schickt seinen Sohn, den jungen

Tobias, aus, um von einem Freund, dem er einst Geld geliehen hatte, die Schuld einzuholen. Um dies zu tun, muß der junge Tobias eine lange Reise unternehmen.

Da er noch jung und unerfahren ist, sucht er einen Gefährten für die Reise. » . . . Da ging der junge Tobias hin und traf einen schönen Jüngling, der sich gegürtet und reisefertig gemacht hatte. Er aber wußte nicht, daß es der Engel Gottes war, grüßte ihn und sprach: . . . Wißt ihr den Weg nach dem Lande Medien? Er antwortete: Ich kenne ihn wohl und bin ihn oft gezogen . . .«

Der Weggefährte, der da mitgeht, ist der Engel Raphael. Er ermutigt Tobias bei allem Schweren, sagt ihm, was auf ihn zukommen wird und auch, was er zu tun hat. So kehrt Tobias mit einer kostbaren Salbe wieder zu seinem Vater zurück und kann dessen Blindheit heilen.

Der Engel Raphael kannte nicht nur den Weg, sondern ging auch tätig helfend mit bei der mühseligen Wanderung.

Hier haben wir die beiden Seiten des Begleitens: Vorausschauen und mitgehen, beides nach bestem Wissen und Gewissen. Als menschliche Begleiter können wir den Weg nicht so gut kennen wie der Engel. Wohl aber können wir uns darin üben, die »Karten zu lesen«, indem wir allgemeine Gesetzmäßigkeiten des Lebenslaufes, der Krankheitsverläufe und des Sterbens kennenlernen.

Es kann auch sehr hilfreich sein, wenn man Biographien, »Beispiel-Reisen«, aufmerksam liest. Jeder geht seinen eigenen Weg, jeder packt eine gegebene Situation wieder anders an. Wovon der eine sich gänzlich niederdrücken läßt, daran kann der andere durch Widerstand stark werden. So gibt es eine Fülle der verschiedensten »Reise-Möglichkeiten«. Jede Biographie ist einzigartig, ist Ausdruck des Individuellen. Man muß auf das hinhorchen, was durch die äußeren Geschehnisse hindurch sich ausspricht: das eigentliche Wesen, die Individualität.

Schon allein, darauf zu achten und miteinander nach möglichen Wegen zu suchen, ist oft eine Hilfe. Es muß sich nicht immer gleich ein neuer Weg zeigen, aber vielleicht fällt ein wenig Licht auf die Situation. Betrachtet man den gesamten Lebenslauf, wird vielleicht ein *Sinn* darin sichtbar.

Im allgemeinen leben wir recht unbewußt: Die Geschehnisse überfallen uns, wir tun etwas und erst hinterher sehen wir, wo die wichtigen Momente waren. Erst wenn wir zurückblicken, sehen wir, wo sich der rote Faden durch unser Leben zieht. Geschehnisse, die wir damals als Gegenschlag und Unglück empfunden haben, können darin eine ganz positive Rolle spielen. Wenn wir das erkennen, können wir das Vertrauen haben, daß eine augenblickliche Situation ihren Sinn hat, diese mutig durchstehen und das Bestmögliche daraus machen.

Dadurch, daß man intensiv hinhört, daß man auf die Person eingeht, wird die Voraussetzung geschaffen, durch die der Patient selber wach und bewußt Sinn und Richtung seines Lebensweges erkennen kann. Vor allem aber muß beim pflegerischen Begleiten der Mensch im Patienten gesehen, das *geistige Wesen* erkannt, zumindest aber gesucht werden.

An erster Stelle ist das pflegerische Begleiten ein sorgendes, ein vorsorgendes Begleiten. Der Pflegende sollte vorausschauen und sich um die allernächste Zukunft und die nächsten notwendigen Schritte kümmern. Neigt sich das Leben seinem Ende zu, beim Sterben, wird es immer wichtiger, daß der Pflegende als Bruder oder Schwester an der Seite des Patienten bleibt und ihn Schritt für Schritt auf seinem Weg begleitet, weder vorauseilt noch zurückbleibt.

Das Zusammenspiel von Versorgen, Vermitteln und Begleiten wird beim Pflegen sterbender Menschen immer intensiver. Hier wird der Prozeß Schritt für Schritt begleitet, indem Körper und Umgebung versorgt werden; hier wird das Begleiten zur Vorsorge, damit man sich auf kommende Notwendigkeiten und Bedürfnisse einstellen kann. All dies wird möglich durch die Kraft, die durch das Interesse und das Mitlebenkönnen mit dem anderen entsteht. Das also ist die Essenz, die therapeutische Kunst des Pflegens, die beinhaltet, daß der Pflegende vor allem anderen Mitmensch ist.

Das anthroposophische Menschenbild

Damit die im vorigen Kapitel behandelte therapeutische Kunst verstanden werden kann, soll jetzt eine genauere Beschreibung des Menschenbildes gegeben werden, das dem Ganzen zugrunde liegt. Es kann sich hier nur um eine kurze Zusammenfassung der Dinge handeln, die in der anthroposophischen Literatur ausführlich behandelt werden.

Der Mensch in seiner viergliedrigen Struktur

Der Mensch ist, was seinen Körper betrifft, eins mit der ihn umgebenden Natur, mit dem Mineralreich, der Pflanzenwelt und dem Tierreich. Wir unterscheiden den rein *physischen* (materiellen) *Leib,* in dem der Mensch sich dem *Mineralischen* angleicht. Er ist aus Materie aufgebaut, also aus Elementen der stofflichen Welt, und somit unterliegt er auch deren Gesetzmäßigkeit. Diesen Leib können wir mit unseren Sinnen wahrnehmen. Dann wird der physische Leib durchdrungen und durchzogen von einem höheren Prinzip, vom *Lebens- oder Ätherleib,* wodurch er erst zu einem lebendigen Leib wird und Form und Gestaltung bekommt. Es treten neue, andere Gesetzmäßigkeiten auf, die zum Leben gehören und die den physischen Leib in gewissem Sinn über die physischen Gesetze hinausheben. Diese Gesetzmäßigkeiten finden wir auch bei der wachsenden und blühenden *Pflanze.* Die große Formverschiedenheit ist eine Wirkung des Lebensleibes, man könnte ihn auch den »Architekten« des physischen Leibes nennen.

Tritt der Tod ein, so zieht sich der Lebensleib aus dem physischen Leib heraus und letzterer fällt den Gesetzen der Materie anheim und verliert seine Form. Den Lebensleib können wir mit unseren äußeren Sinnen nicht wahrnehmen, wohl aber erkennen wir seine Wirkung.

Außer über Physis und Leben verfügt der Mensch noch über eine Welt der *Empfindungen* und Gefühle, durch die er von innen heraus reagieren kann. Dieser »Leib« wird als *Empfindungs-*, *Seelen-* oder *Astralleib* bezeichnet. Er durchdringt das Physisch-Ätherische; dadurch entstehen die Organe und Sinne, und die selbständige Bewegung wird möglich.

Dies hat der Mensch mit dem *Tier* gemeinsam, aber das Tier ist in viel stärkerem Maß an seinen Seelenleib gebunden, und sein Verhalten wird durch diese starke Bindung bestimmt. Das Tier reagiert auf die Impulse der Außenwelt ganz direkt, ob es nun bei einem Gewitter zitternd Schutz sucht oder auf ein anderes Tier fröhlich zuspringt. Jeder könnte viele ähnliche Beispiele aufzählen.

In diesem Innenleben des Tieres erkennen wir viele Ähnlichkeiten mit dem des Menschen, trotzdem besteht ein großer Unterschied. Der Mensch ist von seinen Gefühlen nicht derartig abhängig wie das Tier, er kann von seinen Erfahrungen und Gefühlen denkend Abstand gewinnen.

Wenn der Mensch seiner Umwelt entgegentritt, erlebt er nicht nur Sympathie und Antipathie. Wir haben es hier mit einer individuellen Seele zu tun, die sich mit allem verbindet, was sich in Raum und Zeit ergibt. In ihr spielen sich nicht ausschließlich Gefühle ab, sie lebt nicht nur in der heutigen Welt und reagiert nicht nur auf momentane freudige oder traurige Eindrücke. Sie hat zusätzlich eine geistige Kraft in sich, durch die sie sich von Begierden, die häufig an den Körper gebunden sind, freimachen kann. Jedem sind diese Begierden vertraut, aber jeder kennt auch das Gefühl für Wahrheit, Schönheit und Güte, das entwickelt und vertieft werden kann.

Der große Unterschied zum Tier liegt darin, daß der *Mensch* einen geistig-moralischen Kern in sich hat, der formend und führend seinem Leben Inhalt und Ziel gibt. Durch diesen göttlich-geistigen Kern, den man auch das *Ich* nennt, kann der Mensch schöpferisch denken und so handeln, daß er die Welt verändert.

Wir können das Wesen unserer ganzen Umwelt, der Pflanzen, Tiere und Farben, wie auch unser eigenes Inneres denkend durchdringen. Hierfür ist der normale Bau unseres Gehirns Voraussetzung, aber auch nicht mehr als das. Durch das Ich können wir unsere eigene Entwicklung in die Hand nehmen und die tieferen Zusammenhänge und Hintergründe um uns herum entdecken. In Freiheit kann man den Beschluß fassen, einen Entwicklungsweg einzuschlagen, um die Welt des Geistes zu entdecken.

In unserer Gestalt, unseren Gesichtszügen oder Gebärden drückt sich das Individuelle, unser geistiger Wesenskern, aus, ebenso wie in unserem Lebenslauf, unserer Biographie. Häufig werden Fähigkeiten und Eigenschaften durch Vererbung erklärt, aber niemand, der die augenfälligen Unterschiede zwischen Geschwistern kennt, wird sich mit dieser Erklärung zufriedengeben. Für den Lebenslauf kann nicht nur der Zufall die Erklärung bilden. Das wird jedem deutlich, der für Situationen, vor die ein Mensch gestellt wird, für Aufgaben, die zu bewältigen sind, und für richtunggebende Begegnungen ein offenes Auge hat. Natürlich spielt die Vererbung eine Rolle im Leben eines Menschen, es kommt nur darauf an, wie sich der individuelle geistige Wesenskern zu den vererbten Anlagen verhält und darauf zurückwirkt. In der anthroposophischen Geisteswissenschaft wird deutlich gemacht, daß dieser geistige Wesenskern des Menschen durch verschiedene Lebenssituationen in verschiedenen Zeitaltern und durch verschiedene Kulturen hindurchgeht und dabei eine Entwicklung durchläuft.

Diese Entwicklung, das Erworbene und die Umstände eines früheren Lebens, sind es, die in großem Maße unser heutiges Leben und vor allem die Aufgaben dieses Lebens bestimmen. Vor diesem Hintergrund wird vor allem die Frage entstehen, wie man mit den Fähigkeiten, die man in diesem Leben »mitbekommen« hat, umgeht und wie man mit ihnen seinem Schicksal gegenübersteht. In diesem Sinne geht es mehr um die Art und Weise, wie man mit Freuden, Enttäuschungen oder

Krankheiten fertig wird, als um das sichtbare Ergebnis. Ein Mensch kann durch Krankheit oder Leid Kräfte entwickeln, die bis in seine nächste Inkarnation reichen. Oft kann man bei einem Kranken die beeindruckende Kraft wahrnehmen, mit welcher der Prozeß ertragen oder verarbeitet wird. Der begleitende Mitmensch kann dabei eine große Hilfe sein.

So kann man bei verschiedenen Menschenleben kaum vergleichbare Situationen finden, weil jeder einzelne eine durch mehrere Leben hindurch gewachsene Individualität ist. Der Mensch kann sich folgende Frage stellen: Von welcher Wirklichkeit aus will ich meinem Leben Form und Gestalt geben?

Im Leben, Sterben und der Auferstehung des Christus hat sich eine auf die Zukunft gerichtete, erneuernde göttliche Kraft mit Erde und Menschheit verbunden. Der Mensch kann sich in seinem tiefsten Wesenskern mit dieser Kraft verbunden wissen, besonders auch wenn er in Krankheitssituationen gestellt ist.

Der Mensch in seiner dreigliedrigen Struktur

Soeben wurde ein knappes Bild vom Aufbau des Menschen in seinem Verhältnis zu der ihn umgebenden Natur gezeichnet.

Für die anthroposophische Heilkunst ist es jedoch vor allem wichtig, daß die *Grundstruktur des Körpers* als Ausdruck und Instrument des Menschseins erkannt wird. Der Kern dieser Heilkunde ist nun, daß man in dieser Grundstruktur eine Dreigliedrigkeit erkennt. Die menschliche Gestalt kann unterschieden werden in Kopf, Rumpf und Gliedmaßen. Der Kopf wird vom Rumpf getragen und mit den Beinen gehen wir auf der Erde, wobei die Arme die Bewegungen begleiten und frei sind zum Handeln.

Betrachten wir die Funktion von Kopf und Gliedmaßen, so fällt auf, wie wir mit den Gliedmaßen »handelnd« der Zukunft entgegengehen, wogegen wir von der Ruhe des Kopfes aus die

Vergangenheit überblicken können. In der Kopfregion finden wir vor allem das *Nerven-Sinnes-System*, wo sich kaum ein Stoffwechsel abspielt. Eine Nervenzelle regeneriert sich nicht, das heißt eine abgestorbene Nervenzelle wird nicht durch eine neue ersetzt. Bis in die Farbe der weißen und grauen Gehirnsubstanz kann man die Ruhe und Kälte des Gehirns erleben. Dieser Tatsache verdanken wir das wache Bewußtsein (treten Kopfschmerzen auf, so stellt sich das Bedürfnis nach Kälte in Form einer kühlen Hand, eines kalten Waschlappens oder gar eines Eisbeutels ein). In den Bauchorganen dagegen spielt sich eine dauernde Umsetzung von Stoffen ab. Hier ist die Zellregeneration ein ständig andauernder Prozeß, das Prinzip des *Stoffwechsel-Gliedmaßen-Systems* ist sichtbar. Die Wärme des roten Blutes ist beim Stoffwechsel notwendig, damit mit großer Vitalität und Aktivität alle Nahrungsstoffe umgesetzt werden (bei Bauchschmerzen kann unter Umständen die Extrawärme einer Wärmflasche oder eines Wickels helfen); unserem Bewußtsein entzieht sich dieser Umsetzungsprozeß. Zum Stoffwechselbereich gehört die Bewegung, während für das Gehirn schon der kleinste Stoß (es schwimmt davor geschützt im Gehirnwasser) zu einer Gehirnerschütterung führt. Mit anderen Worten: Prinzip und Tendenz des Nerven-Sinnes-Systems stehen dem Stoffwechsel-Gliedmaßen-System konträr gegenüber. Keines der Systeme darf vorherrschen oder das Gebiet des andern überschneiden, sonst kommt es zu Störungen.

Diese Polarität zwischen oben und unten, zwischen Ruhe und Bewegung, wird durch ein drittes Kräfteprinzip, das *rhythmische System*, welches vor allem im mittleren Bereich des Menschen wirksam ist, im Gleichgewicht gehalten. Es vermittelt und harmonisiert zwischen den zwei extremen Bereichen. Der Brustkorb bewegt sich geringfügig, er begleitet die Ein- und Ausatmung der Lungen. Die Bewegungen des Herzens stehen dazu in einem rhythmischen Verhältnis: Systole und Diastole. Im Zusammenziehen (Systole) wird das formende Prinzip des Nerven-Sinnes-Systems angedeutet, in der Ausdehnung (Diastole) das des Stoffwechsel-Gliedmaßen-Systems.

Ganz allgemein kann man sagen, daß der Rhythmus das eigentliche Element der Mitte ist, denn er kommt da zustande, wo Ruhe und Bewegung einander begegnen. Der Prozeß des oberen Poles, der mehr mit dem Bewußtsein zu tun hat, setzt sich zum Teil in der Atmung fort, die man mit dem Bewußtsein beeinflussen kann. Während die Lunge mehr im oberen, rückwärtigen Bereich des Brustraums liegt, nimmt das Herz dagegen den vorderen unteren Raum ein. Der mit dem Herzen zusammenhängende Blutkreislauf kann durch das Bewußtsein nicht beeinflußt werden. Mit dem warmen Blut strömen die Aufbaukräfte in alle Organe.

Der Mensch wird im rhythmischen Bereich nur dann krank, wenn entweder der obere oder der untere Pol überwiegt. Wenn der obere Pol zu stark ist, so entstehen Verhärtungen, überwiegt der untere Pol, entwickeln sich Entzündungen; beide Begriffe sind im weitesten Sinne zu verstehen.

»Und es ist die Aufgabe des rhythmischen Systems, dafür zu sorgen, daß weder die aufbauende noch die abbauende Tätigkeit überhand nimmt, was zu Krankheit führen müßte.« *

Die Prozesse dieser beiden Pole, die im ganzen Körper vorhanden sind, müssen sich innerhalb ihrer jeweiligen Grenzen halten; überschreiten sie im Krankheitsfalle die Grenze, so entsteht ein Übergewicht. Neben der Anwendung von medizinischen, äußeren und künstlerischen Therapien, muß man sich immer um den Rhythmus als Faktor im täglichen Leben des Patienten bemühen und ihn eventuell neu aufbauen.

»So sehen wir, daß der ganze Körper von einer Dreigliedrigkeit durchdrungen wird, die immer wieder anders angeordnet ist, aber mit dem ganzen so in Verbindung steht, daß daraus ein harmonischer Zusammenhang resultieren kann. Solange sich das Rhythmische als Bereich der Mitte zwischen den beiden Polaritäten behaupten kann, werden sich Störungen dieses Gleichgewichtes immer wieder beheben lassen« (L. F. C. Mees).

* Ita Wegman: Im Aufbruch des Wirkens für eine Erweiterung der Heilkunst.

Die drei genannten Prinzipien können wir bis in den Bau des *Skeletts* hinein erkennen.* Sie werden sichtbar in der dadurch geprägten Form. Wenn man von den Phänomenen ausgeht, wobei die runde Form des *Kopfes* auffällt, so wird man sich fragen: Was will mir diese Form sagen? Sie entsteht durch die flachen Knochen (beim Erwachsenen unbeweglich durch Nähte miteinander verbunden), die das Gehirn und einen wichtigen Teil der Nerven umschließen. Hier befinden sich auch die wichtigsten Sinnesorgane wie Ohr, Auge und Nase, durch sie tritt die Außenwelt in Klang, Farbe und Geruch an uns heran. Außerdem nehmen wir hier die Nahrung auf und beleben sie durch den Geschmackssinn. Durch diese verschiedenen Tore kommt die Außenwelt zu uns und wir werden ihrer bewußt. Hier finden die *Nerven-Sinnesprozesse* ihre stärkste Konzentration.

Die *Gliedmaßen,* die aus Röhrenknochen bestehen, »strahlen aus« in die Peripherie, ausgehend von einem Knochen in Oberarm und Oberschenkel, über zwei Knochen in Unterarm und Unterschenkel bis hin zu den verschiedenen kleinen Knöchelchen von Fingern und Zehen. Sie werden von Bindegewebe und Muskeln umgeben. Im Gegensatz zum Schädel lassen die Gelenke eine große Beweglichkeit zu. Hier erkennt man das Prinzip des Stoffwechsel-Gliedmaßen-Systems.

Am Skelett des *Rumpfes* sehen wir bei den zwölf Paar Rippen, die Herz und Lunge zum Teil umschließen, daß die obersten Rippen durch ihre »Schädelartigkeit« eine gewisse geschlossene Form bilden, während die untersten Rippenbögen (schwebende Rippen) »gliedmaßenartig« nicht am Brustbein fest sind. Hier haben wir es mit einer Begegnung von Ruhe und Bewegung zu tun. Weiter ist es faszinierend, wenn man feststellt, daß die 32 Wirbel ein allmähliches Ineinanderübergehen der drei Kräfte zeigen. Die Brustwirbel zeigen als mittlere Gruppe ganz deutlich in ihrem Ausbau eine Harmonie

* Siehe auch L. F. C. Mees: Das menschliche Skelett. Form und Metamorphose.

zwischen den Prozessen von oberem und unterem Pol. Deutlich kommt hier das *rhythmische* Element zum Ausdruck.

Das *Denken,* es gehört zum Bewußtseinsbereich, hat seine physische Grundlage im Nerven-Sinnes-System. Das Gehirn gibt uns die Möglichkeit, Bilder und Begriffe zu formen, unser Tun zu überblicken, es abzuschätzen oder zu relativieren.

Das *Wollen,* das ganz unbewußt geschieht (wir meinen hier nicht: »wünschen«), kann auf die Ausführung einer ganz einfachen Tätigkeit gerichtet sein, es kann aber auch unser gesamtes höheres oder tieferes Lebensstreben umfassen. Das Wollen hat seine Grundlage im *Gliedmaßen-Stoffwechsel-System.* Mit ihm betreten wir die Welt, und die noch unbekannte Zukunft kommt auf uns zu.

In die Mitte zwischen Denken und Wollen gehört das *Fühlen.* Mit ihm reagieren wir direkt und auf die momentane Situation: es lebt ganz in der Gegenwart. Vor Schreck werden wir blaß, vor Wut rot, die Freude läßt unser Herz schneller schlagen, oder der Atem stockt vor Angst und Spannung. Hier sehen wir deutlich, wie sich ein physisches Erleben direkt auf die Körperlichkeit des rhythmischen Systems auswirkt. So sehen wir, daß die drei Seelenkräfte Denken, Fühlen und Wollen als physische Funktionen mit der anatomisch-physiologischen Konstitution des Menschen in seiner Ganzheit in Verbindung stehen. Wie die verschiedenen Kräfte miteinander verwoben sind, hängt von der Persönlichkeit ab, die Träger des Ganzen ist: sie wird durch die Entwicklung, die sie durchmacht, dem Organismus, der ihr zur Verfügung steht, eine ganz bestimmte *Färbung* geben.

Zusammenfassung

Die folgende kurze Zusammenfassung dient der Vorbereitung auf den zweiten Teil des Buches, damit ein richtiges Bild davon entsteht, was sich bei einer Krankheit abspielt.

Wie schon gesagt, ist die stärkste Konzentration des *Nerven-Sinnes-Systems* im oberen Pol des Menschen, im Kopf. Diese Prozesse sind es, die den Menschen dazu befähigen, sich seiner Wahrnehmungen bewußt zu werden. Es zeigt sich, daß das Gehirn- und Nervengewebe, welches vor allem im Kopf, aber auch in allen anderen Gebieten des Körpers zu finden ist, meistens nicht regenerationsfähig ist. Daher kommt es, daß Bewußtseinsprozesse auf Kosten des Aufbaus gehen, oder stärker ausgedrückt: sie beruhen auf Abbauprozessen.

Das *Stoffwechsel-Gliedmaßen-System* mit seiner größten Konzentration in der Bauchhöhle ist in seinen Prozessen dem oberen Pol genau entgegengesetzt. Alle Zellen der Stoffwechselorgane sind in höchstem Maße regenerationsfähig. Sie sorgen für den Aufbau des Menschen und ihre Prozesse spielen sich unbewußt ab.

Im mittleren Bereich des Menschen ist das *rhythmische System* konzentriert. Hier sind sowohl die Prozesse des oberen als auch die des unteren Poles in gleichem Maße wirksam; es spielt sich sozusagen eine ausgewogene Begegnung ab. Wo Ruhe und Bewegung zusammenwirken, entsteht ein Rhythmus. Das Gesagte können wir in folgendem Schema zusammenfassen:

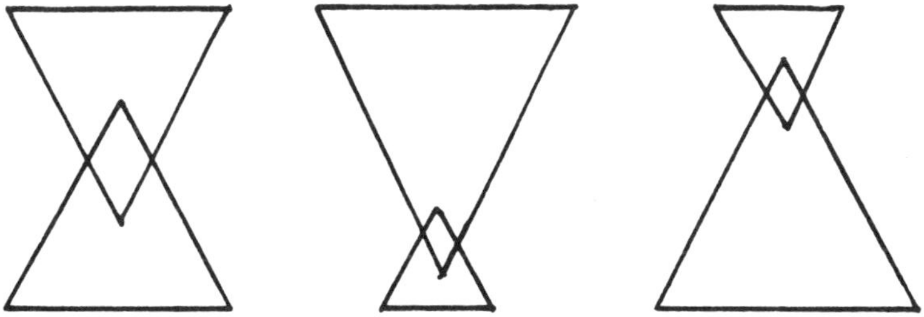

a b c

Die Zeichnung a zeigt den Zustand der gesunden Übereinstimmung der drei Prozesse (die Form der Dreiecke ist willkürlich). Sobald das Gleichgewicht gestört ist, wird die Krankheit sichtbar. Für die Störung gibt es verschiedene Ursachen. So wird die Art der Störung von den konstitutionellen Eigenschaften des Menschen abhängen; aber auch Ernährungs- und Erziehungsaspekte sowie Alter und soziale Verhältnisse haben Einfluß auf die Erscheinungsformen.

Allgemein gesagt können Prozesse außer Kontrolle geraten, so daß zum Beispiel die Vorgänge des Nerven-Sinnes-Systems bis in den unteren Pol überwiegen, Zeichnung b; oder der untere Pol beherrscht den oberen Pol, Zeichnung c.

Ob nun der untere Pol im oberen dominiert, oder der obere Pol einfach zu schwach ist oder zu wenig nach unten eingreifen kann, wird unter anderem von den genannten Faktoren abhängen. Dies zu erkennen ist für die Therapie von größter Bedeutung (Diagnose).

Aus sich selber heraus kann das rhythmische System nicht krank werden, es kann nur durch ein zu starkes oder zu geringes Eingreifen der Prozesse des oberen oder unteren Poles erkranken. Liegen Stauungsprozesse des oberen Poles vor, so kann man diese durch verschiedene äußere Behandlungen ableiten. Im entgegengesetzten Fall kann der Stoffwechsel-Gliedmaßen-Pol durch heiße Umschläge angeregt werden.

Der Zusammenhang von Pflanze und menschlichem Organismus

Auch bei der Pflanze können wir eine Dreigliedrigkeit feststellen. Einmal die *Blüte*, die durch Farbe und Duft mehr oder weniger auffällt, dann das *Blatt*, das wir in seinen verschiedensten Erscheinungsformen kennen und schließlich die *Wurzeln* der Pflanze, die zum größten Teil in der Erde verborgen sind.

Es fällt auf, daß manche Pflanzen, z. B. der Meerettich, gegenüber dem sehr bescheidenen Blütenstand ein ausgeprägtes Wurzelsystem haben oder umgekehrt ein Übermaß an Blüten wie die Kamille. Dann gibt es Pflanzen wie die Brennessel, bei der die Blattentwicklung überwiegt, viel Blatt gegenüber einem relativ kleinen Blütenstand und Wurzelsystem. Andere Pflanzen fallen wiederum durch eine spezifische Blattbildung auf.

Natürlich gibt es auch ausgesprochen harmonische Pflanzen, bei denen die Blüten-, Blatt- und Wurzelbildung im Gleichgewicht ist, wie z.B. die Rose, die Butterblume oder das Maßliebchen.

Außer diesen äußeren Erscheinungsformen lassen sich noch andere Qualitäten wie Duft, ätherische Öle (leicht flüchtiges pflanzliches Öl ohne Fett) und die Samenbildung feststellen.

Einige Pflanzen und Pflanzenfamilien haben eine ausgesprochene Affinität zu Wärme und Sonnenlicht und anderen in der Natur vorkommenden Kräften. Diese Affinität kann sich in verschiedenen Teilen der Pflanze und auf unterschiedliche Art zeigen. So bildet die eine Pflanze eine stark duftende Wurzel aus, eine andere hat kleine »Perlchen« ätherischen Öles in ihrem Blatt gebildet. Dann gibt es schnell verwelkende Blüten, die sofort Samen bilden. Diese Samen können außerdem viel Öl enthalten und stark duften.

Aus den obengenannten Phänomenen kann geschlossen werden, daß alle Pflanzen oder Pflanzenfamilien ganz spezifische

Erscheinungsformen haben, oder, noch stärker ausgedrückt, sie scheinen alle eine spezifische Einseitigkeit zu besitzen. Diese Einseitigkeit entsteht dadurch, daß eine starke Beziehung zu einem der in der Pflanzenwelt wirkenden Kräfteprinzipien besteht.

So kann man sich vorstellen, und beim Meerrettich ist dies in der Tat so, daß eine Beziehung zu den Kräften besteht, die eine kräftige Wurzel bilden. Diese Wurzel enthält viele wirksame Stoffe (siehe S. 101). Beim Johanniskraut fällt die Verwandtschaft mit der Wärme auf, was sich nicht nur in der schönen Blüte zeigt, sondern auch im ätherischen Öl, das im Blatt gebildet wird.

Diese Beispiele mögen verdeutlichen, wie die Einseitigkeit einer Pflanze gleichzeitig ihre Kraft ist. Durch die auffallend ausgeprägte Wurzel-, Blüten- oder Blattentwicklung, worin die in der Pflanze wirksame Kraft zum Ausdruck kommt, kann sie als Medikament dem menschlichen Organismus ein »Vorbild« sein. Wenn wir verstehen wollen, wie dieses Vorbild (von der Pflanze gegeben und vom Menschen empfangen) wirksam wird, müssen wir abermals zur Pflanze und ihrer Erscheinungsform zurückkehren.

Was geschieht in Wurzel und Blatt und was sagt die Blüte aus?

Es ist eine bekannte Erscheinung, daß, sobald die *Wurzel* beschädigt ist, Blätter und Blüte sehr bald verwelken; werden die Pflanzen dagegen gedüngt, geht das Wachstum in kurzer Zeit gut voran. Die Pflanze kann also über die Wurzeln Wasser und Nahrung aufnehmen sowie ihre Umgebung und die Bodenverhältnisse »wahrnehmen«. Diese Fähigkeiten haben die Wurzeln aber nur dann, wenn sie sich zum größten Teil in dunkler und ziemlich kühler Umgebung befinden.

In den *Blättern* der Pflanzen wird das grüne Chlorophyll gebildet, wodurch der Austausch von Sauerstoff und Kohlensäure möglich wird. Durch das Blatt nimmt die Pflanze am Tag Kohlensäure auf und gibt Sauerstoff ab, nachts spielt sich dieser Prozeß umgekehrt (und in stark abgeschwächter Form) ab.

Für diesen Atmungsprozeß sind Luft, Licht und genügend Platz unentbehrlich.

In der *Blüte* erreicht die Pflanze eigentlich ihre höchste Vollendung. Hier entsteht gleichzeitig die notwendige Begegnung mit dem Tierreich. Bei der Befruchtung zahlreicher Blüten sind Schmetterlinge und Insekten notwendig. Ist die Blüte verwelkt und der Samen gebildet, ist die Möglichkeit einer Neubildung gegeben. Das Blühen der Blume und das Reifen des Samens kann nur in genügender Wärme zustandekommen.

Wir sehen also, daß dem Leben der Pflanze drei Prozesse zugrunde liegen: *»Wahrnehmung«*, *Aufnahme und Absonderung* und *Neubildung*. Dieselben Prozesse werden beim Menschen (siehe S. 22 ff.) beschrieben. Die bei der Pflanze dargestellten Prozesse zeigen sich beim Menschen in umgekehrter Form. Das heißt, daß der Mensch dank seines Nerven-Sinnes-Systems (mit Zentrum im oberen Pol) imstande ist, wahrzunehmen, so wie die Pflanze in ihrem unteren Pol durch ihr Wurzelsystem zu einer »pflanzengemäßen Wahrnehmung« kommt. Der Mensch kann überdies durch seine Wahrnehmung zum Selbstbewußtsein kommen, weil er ein beseeltes Wesen mit einem geistigen Kern, dem Ich, ist. Diese Wahrnehmungsprozesse können sich beim Menschen über das *Nerven-Sinnes-System* nur in Ruhe und bei kühler Temperatur abspielen. Im *rhythmischen System*, mit seinem Zentrum im Brustraum (vor allem in Herz und Lunge) findet ein dauernder Wechsel statt. Im Gegensatz zur Pflanze nimmt der Mensch Sauerstoff auf und Kohlensäure wird abgegeben.

Durch das *Stoffwechsel-Gliedmaßen-System*, das sein Zentrum in den Organen der Bauchhöhle und in den Gliedmaßen hat, kann der Mensch wachsen, sich fortpflanzen und tätig werden. Soll Aktivität entwickelt werden, ist das warme Blut notwendig, wie bei der Pflanze die Sonne notwendig ist, damit sie blühen und Frucht tragen kann. Schematisch können wir das Gesagte zusammenfassen wie folgt:

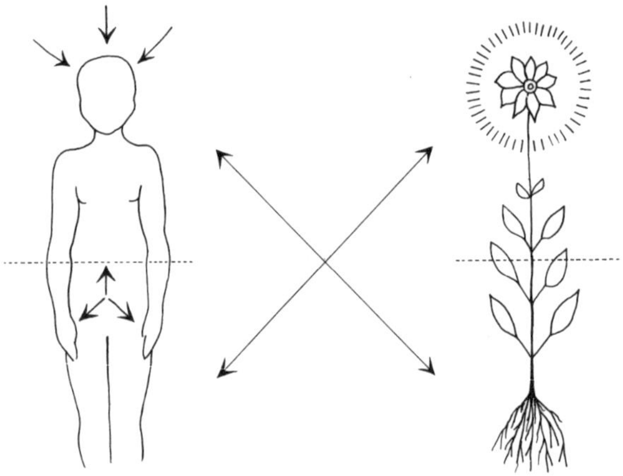

Wenn wir uns vorstellen, daß beim Menschen die Nerven-Sinnes-Prozesse abgeschwächt sind und Denken und Wahrnehmen dadurch erschwert ist, daß sich diese Prozesse nicht in der notwendigen Ruhe und Kühle abspielen können, so kann das Skizzierte eine Hilfe für das Verständnis der Tatsache sein, daß die Pflanze mit ihrer Einseitigkeit in der *Wurzel* dem Menschen ein Medikament bietet, um diese Prozesse in die gesunde Richtung zu lenken.

So werden Pflanzen, deren Kraft und Einseitigkeit im *Blatt* liegt, das rhythmische System beeinflussen und *Blüten* und *Samen* vor allem auf das Stoffwechsel-Gliedmaßen-System wirken. Diese Gesichtspunkte beziehen sich auf Prozesse, wie sie sich im Menschen und in der Pflanze abspielen, aber es zeigt sich, daß das Ganze in der Praxis sehr viel schwieriger ist, als es hier beschrieben wird. Es gehört zur Kunst des Arztes, aus dem Gleichgewicht geratene Prozesse zu erkennen. Von seiner Diagnose wird es abhängen, wie er eine Pflanze zubereiten und wie er sie anwenden läßt. So kann man sich zum Beispiel vorstellen, daß ein Wurzelpräparat mit dem Ziel gegeben wird, die Nerven-Sinnes-Prozesse, die auch im Stoffwechsel-Gliedmaßen-System wirksam sind, zu beeinflussen. Die Wirksamkeit ist aber von der Art der Zubereitung und der Anwendung abhängig.

II. Teil

Behandlungen

Einleitung

In diesem zweiten Teil soll der Versuch unternommen werden, Theorie und Praxis miteinander zu verbinden. Im ersten Teil wurde, mit der menschlichen Gestalt als Ausgangspunkt, beschrieben, wie im Menschen drei Prinzipien wirksam sind. Diese drei Prinzipien (Nerven-Sinnes-, rhythmisches und Stoffwechsel-Gliedmaßen-System) werden in ihrer Wirkung im menschlichen Organismus durch exakte Beobachtung erkennbar. Bei einem Kranken ist innerhalb dieses Funktionierens eine Verschiebung aufgetreten; dies zeigt sich meist durch ein Stärker- oder Schwächerwerden eines der Prinzipien. Oft ist es natürlich schwierig, festzustellen oder auszudrücken, *was* genau vorliegt. Welches Prinzip überwiegt und welcher Prozeß wird dadurch abgeschwächt?

Aufgrund des dargestellten Menschenbildes können angegebene Symptome zum Erkennen von Störungen im Ablauf der Prozesse verhelfen, die während einer Krankheit auftreten können. Hat man davon ein deutliches Bild, wird man auch sinnvoller helfen können.

Im Kapitel über die äußerlichen Anwendungen findet der Leser gleichzeitig eine Beschreibung der Pflanzen, die für die jeweilige Behandlung benutzt werden. Durch die Darstellung jeder Pflanze wird versucht, das Wesentliche kennenzulernen.

Dem geht ein Kapitel über allgemeine Pflege des Patienten und die Ausstattung des Krankenzimmers voraus.

Die allgemeine Versorgung des Patienten und das Krankenzimmer

Wenn Kranke zu Hause gepflegt werden sollen, sind sowohl für den Pfleger als auch für den Patienten und seinen Umkreis einige Dinge Voraussetzung. In den ersten Kapiteln wurde schon beschrieben, was es bedeutet, krank und von Hilfe und Pflege abhängig zu sein. Will man von echter Hilfe sprechen, so ist für den Helfenden die genannte Einstellung notwendig: nämlich das Mitmensch-Sein. In diesem Kapitel nun wollen wir näher auf die Voraussetzungen eingehen, die durch den *Raum,* in dem der Kranke gepflegt wird und das dafür notwendige *Material* geschaffen werden.

Wir rechnen damit, daß der Patient im eigenen Zimmer, jedenfalls aber alleine liegt. Es ist denkbar, daß es in gewissen Situationen günstiger ist, wenn die Pflege im Wohnzimmer geschehen kann, so daß der Kranke weiterhin am Familienleben teilnimmt. Dies wird natürlich bei einer ansteckenden Krankheit unmöglich sein; auch bei schwer kranken Menschen ist es nicht ratsam. Ganz abgesehen von den eben genannten allgemeinen und sozialen Umständen, können Arzt oder Pfleger doch der Meinung sein und entscheiden, daß der Patient im eigenen Zimmer doch am besten aufgehoben ist. Auf jeden Fall spielt die Umgebung für den Patienten eine wichtige Rolle, ob er sich nun im eigenen oder im Wohnzimmer befindet.

Die Einrichtung des Krankenzimmers

Das *Bett* spielt in der Krankenpflege eine wichtige Rolle. Für den Patienten ist es am günstigsten, wenn es so steht, daß das Tageslicht von der Seite kommt. Es ist ermüdend und deshalb nicht ratsam, wenn der Patient ins Licht schauen muß. Für den

Pflegenden ist es am besten, wenn er von drei Seiten an das Bett herantreten kann.

Der *Nachttisch* muß so stehen, daß der Patient ihn leicht erreichen kann. Häufig findet man, daß er sehr ordentlich auf gleicher Höhe mit den Kissen steht, was für den Patienten unpraktisch ist, denn er muß dann immer schräg nach hinten greifen. Der Nachttisch sollte also so weit nach vorne geschoben werden, daß alles Erwünschte wirklich greifbar ist.

Es ist unpraktisch, den Nachttisch mit Blumen, Fotografien und Kleinigkeiten vollzustellen, denn dann muß für jede Behandlung und Mahlzeit erst einmal abgeräumt werden. Wenn der Patient sich gern mit vielen Sachen umgibt, ist es günstiger, wenn er einen Extratisch oder Nachttisch an die andere Seite des Bettes gestellt bekommt. Eine andere Möglichkeit ist ein Bett-Tischchen, das ausgeliehen werden kann.

Ein paar Sachen sollten aber doch auf dem Nachttisch stehen, wie zum Beispiel ein Glas Wasser. Flüssigkeitsaufnahme ist eine berechtigte Notwendigkeit für jeden Menschen und so sollte das Glas immer mit Wasser oder einem anderen erfrischenden Getränk gefüllt sein und womöglich mit einem Dekkel (zum Beispiel von einem Marmeladenglas) gegen Einstauben versehen sein.

Für ein Kind ist es wichtig, seine Puppe oder ein vertrautes Spielzeug bei sich zu haben. Auch ein kleiner Blumenstrauß am Bett kann seine Bedeutung haben. Die Blumen sollten aber nicht stark duften — das stört leicht —, auch sollten sie lieber etwas entfernt im Zimmer stehen. Manchmal klagt der Patient plötzlich über Juckreiz, Ausschlag oder tränende Augen. Hier kann es sich um eine Allergie (Überempfindlichkeit) gegen eine bestimmte Blumen- oder Pflanzensorte handeln. Die häufigsten Pflanzenallergien kommen von Primeln, Maiglöckchen, Margeriten und Chrysantemen. Es ist empfehlenswert, während der Nacht alle Pflanzen und Blumen hinauszustellen.

Ein kleiner Notizblock mit einem funktionierenden Schreibgerät sollte immer zur Hand sein. Außerdem muß eine Klingel, ein Stock zum Klopfen oder etwas Ähnliches für den Patienten greifbar sein, damit er sich deutlich bemerkbar machen und um Hilfe bitten kann.

Im ersten Kapitel wurde beschrieben, wie die Sinne für Eindrücke immer empfindlicher werden, wenn man krank ist. Eine gute Ausstattung des Krankenzimmers hängt sehr von den aufgehängten *Bildern* oder *Reproduktionen* ab, sowohl im negativen als auch im positiven Sinne. Dies ist bei bettlägerigen Patienten und Fieberkranken deutlich zu bemerken. Die häufig etwas illusorischen Abbildungen auf Plakaten und Postern wirken auf die Dauer immer bedrängend und beginnen im negativen Sinn eine »eigene Sprache« zu sprechen. Dies kann zu sehr unangenehmen Erfahrungen führen; der Blick des Patienten wird immer wieder angezogen, und weil er krank ist, kann er sich dem nicht entziehen. Im allgemeinen werden solche Eindrücke nicht schnell artikuliert und gerade deshalb ist es die Aufgabe des Pflegenden, darauf zu achten, was als Wandschmuck im Zimmer hängt. Wenn man wirklich versucht, sich in den Patienten hineinzuversetzen, kann man dazu kommen, in Übereinstimmung mit ihm ein anderes Bild aufzuhängen. Nach einer Weile kann es durch ein neues ersetzt werden. Weil die Sinne überempfindlich werden, wird der Patient Eindrücke, Farben und Bilder immer intensiver erleben; das Gefühl für etwas Schönes oder Häßliches wird ausgeprägter. Indem man für gute und abwechslungsreiche Eindrücke von Farben und Formen sorgt, »ernährt« man das subtile Gefühl für Qualität im Patienten.

Für jeden, der krank ist, spielt die Zeit eine große Rolle. Darauf, wie sie verbracht wird, wollen wir hier nicht eingehen, denn das ist individuell ganz verschieden und abhängig vom Patienten, seiner Krankheit, seinen Möglichkeiten und notwendigen Beschränkungen. Auf die Dauer können an die Kreativität des Pflegenden große Anforderungen gestellt werden, um die richtigen Beschäftigungen zu finden.

Im allgemeinen ist ein tickender Wecker auf dem Nachttisch gut hörbar, für den Patienten nach einiger Zeit zu gut hörbar, denn er wirkt irritierend. Dem kann einfach abgeholfen werden, indem er auf eine dicke Stoff- oder Filzunterlage gestellt wird. Darüber hinaus kann man noch ein Glas, einen Sturz oder eine Glasschüssel darüber stellen, um das Geräusch erheblich abzuschwächen.

Andere Geräusche, die sehr irritierend sein können, entstehen durch einen tropfenden Wasserhahn oder quietschende und schlagende Türen. Wenn ein Stück Stoff um den Wasserhahn gewickelt oder um beide Türgriffe ein Handtuch geschlungen wird, beziehungsweise die Türangeln mit einem Tropfen Öl versehen werden, sind diese Störungen leicht zu beseitigen. Solche einfachen Dinge tragen zur Ruhe des Patienten bei.

Im Krankenzimmer muß gutes *elektrisches Licht* sein, aber es darf den Patienten weder stören noch blenden. Es ist feuergefährlich, wenn eine starke Lampe mit einem Tuch abgedeckt wird. Es gibt schwache Nachtlämpchen, die direkt in die Steckdose gesteckt werden, und die vor allem bei kranken Kindern oder ängstlichen Erwachsenen sehr hilfreich sind. Abhängig vom Patienten, wird die *Zimmertemperatur* zwischen 20 und 22 °C variieren. Ältere Menschen und Kranke mit wenig Widerstandskraft brauchen im allgemeinen eine wärmere Umgebung.

Es ist wichtig, daß das Krankenzimmer regelmäßig gut gelüftet wird, zum Beispiel durch ein Oberlicht oder die Türe, wobei man bei der letzteren aufpassen muß, daß kein Durchzug entsteht.

Schließlich ist es angenehm für den Patienten, wenn er einen *Papierkorb*, zumindest aber eine Tüte oder einen Plastikbeutel, der am Bett befestigt ist, griffbereit hat.

Die tägliche Versorgung des Patienten

Für den Patienten sind meistens die *Mahlzeiten* eine wichtige Unterbrechung im Tagesablauf. Je nachdem, was der Arzt vorgeschrieben hat, werden die Medikamente vor dem Essen eingenommen. Es ist wichtig, daß die Mahlzeiten gut aussehen und appetitlich angerichtet werden. Die Patienten haben meistens wenig Appetit und deshalb ist es besser, sie bekommen kleinere Mengen und verschiedenartige Zusammenstellungen als einen großen Teller mit Eintopf.

Es tut dem Kranken gut, wenn er das Essen in Ruhe zu sich nehmen kann; also sollte zuerst das Zimmer in Ordnung gebracht werden und er noch einmal Gelegenheit zum Entleeren der Blase bekommen haben. Dann wird der Nachttisch oder das Bett-Tischchen hübsch gedeckt und die Serviette darauf nicht vergessen. Es hängt nun von der Krankheit oder der Behinderung ab, ob man den Patienten teilweise oder ganz füttern muß. Manche Menschen können dies nur sehr schwer akzeptieren, aber mit entsprechendem Geschirr oder Besteck kann der Patient auch oft alleine zu Rande kommen. Zum Beispiel gibt es in Spezialgeschäften für medizinischen Bedarf Schnabeltassen für Menschen, die ihre Bewegungen schlecht koordinieren können oder flach liegen müssen. Auch abknickbare Trinkröhrchen können hilfreich sein. Wenn der Patient sehr langsam ißt und wenn dabei das warme Essen abkühlt, sollte ein Warmwasserteller verwendet werden.

Der Appetit und die Verdauung werden durch abwechslungsreiche Zusammenstellung der Menüs angeregt. Nur wenn eine bestimmte Diät vorgeschrieben ist, kann es mit der Abwechslung problematisch werden. In Reformhäusern gibt es hierfür gute Anregungen.

Hat der Patient Fieber, muß er reichlich zu trinken bekommen. Er gibt durch die erhöhte Stoffwechseltätigkeit über die Haut und Atmung mehr Flüssigkeit ab als sonst. Man sollte immer kleine Mengen frischen Fruchtsaft, Tee, Gerstenwasser (s. S. 140) oder, wegen des Salzverlustes durch Transpirieren, Bouillon zu trinken geben. Während des Fiebers sollten Milch und Milchprodukte sowie andere eiweißhaltige Lebensmittel wie Eier, Fleisch, Bohnen und Getreide vermieden werden. Erst wenn die Körpertemperatur bei 37 °C liegt und stabil bleibt, kann man langsam mit Eiweißgaben anfangen. Solange das Fieber andauert, reicht man neben Flüssigkeit am besten Apfelmus (schmeckt frisch und verschleimt im Munde nicht), Kompott und leicht verdauliche Rohkost. Als warmes Essen ist leicht verdauliches Blattgemüse günstig.

Bei Fieberpatienten ist die Pflege des *Mundes* sehr wichtig. Außer dem Zähneputzen muß regelmäßig gespült werden (mit Mundwasser oder einem halben Glas Wasser mit ein paar Tropfen Zitronensaft), um Bläschenbildung an der Mundschleimhaut und erhöhte Kariesgefahr zu verhindern. Außerdem ist es angenehm für den Patienten, wenn man seine Lippen, die immer wieder schnell trocknen, regelmäßig mit Kakaobutter fettet. Es ist wichtig, daß der Patient trotz geringer Nahrungsaufnahme regelmäßig Stuhlgang hat.

Vor allem nach dem Mittagessen braucht der Patient *Ruhe.* Wenn die Vorhänge geschlossen werden und der Patient gut zugedeckt ist, kann man das Fenster etwas öffnen, um frische Luft hereinzulassen. Vor allem bei denjenigen, die nachts Schlafschwierigkeiten haben, ist eine Mittagsruhe willkommen. Im Gegensatz zu den guten Schläfern neigen sie dazu, im Laufe des Tages hin und wieder etwas einzuschlummern. Das sollte allerdings nach Möglichkeit verhindert werden, weil sonst der Tag zur Nacht wird und diese Umkehrung dem Genesungsprozeß sicher nicht zuträglich ist. Man muß versuchen, zwischen Tag und Nacht ein gutes Gleichgewicht herzustellen, indem über Tag für genügend Ablenkung und nach dem Mittagessen für Ruhe gesorgt wird. Letzteres gilt allerdings auch für diejenigen, die gut schlafen, denn jeder Mensch braucht eine bestimmte Zeit am Tag, in der er ungestört sein kann.

Bei Einschlafschwierigkeiten kann ein Becher warme Milch, besonders Anis- oder Honigmilch, oder eine Tasse Kamillen-, Malven- oder Lindenblütentee hilfreich sein. Ungünstig ist es jedenfalls, wenn man vor dem Einschlafen sich mit der Zeitung oder anderer aufregender Lektüre beschäftigt, denn dies wirkt, vor allem bei Kranken, nachts lange nach (Eindrücke werden stärker aufgenommen). Die Bilder der Märchen sind am ehesten hilfreich.

Die *Urinausscheidung* kann während einer Krankheit, was Regelmäßigkeit und Menge betrifft, verändert sein. Bei Fieber wird meistens weniger Harn gebildet, weil durch Transpirieren viel Flüssigkeit durch die Haut abgesondert wird. Dadurch ist die Urinausscheidung gering und von dunkler Färbung. Wenn die Harnabsonderung sehr konzentriert ist und in Menge und Häufigkeit stark abnimmt, besteht die Möglichkeit, daß der Patient zu wenig trinkt. Ist letzteres nicht der Fall, kann es sein, daß die Ausscheidung durch andere Ursachen gestört ist und dann sollte der Hausarzt zu Rate gezogen werden.

Durch zu geringe Körperbewegung kann der Patient Schwierigkeiten mit dem Stuhlgang bekommen. Die Darmtätigkeit wird träge. Um Verstopfung zu verhindern, ist es nötig, daß der Patient pro Tag mindestens 1½ Liter Flüssigkeit zu sich nimmt. Auch durch richtige Ernährung kann Verstopfung verhindert werden. Liegt keine Gegenanzeige vor, so ist zellulosereiche Kost günstig. Sie besteht zum Beispiel aus Äpfeln, Apfelsinen, Vollkornbrot und Getreide wie Weizen, Gerste und Naturreis. Außerdem sind eingeweichte Trockenpflaumen, Kleie und Joghurt mit Leinsamen (Leinsamen ist der Same des Flachses) zu diesem Zweck geeignet. Frugeletten und andere Abführmittel sollten mit Vorsicht verwendet werden. Wie Clairotee und Tee aus Sennesschoten wirken sie auf die Darmperestaltik und können, vor allem das erste Mal, starke Krämpfe verursachen. Diese sind schmerzhaft und gehen manchmal mit Herzklopfen und Schwindel einher, — es kann so weit kommen, daß der Patient ohnmächtig wird. Solche Dinge gehören nicht zu den Ausnahmen und deswegen müssen Verdauungstees schwach angesetzt und Tabletten sparsam eingenommen werden. Man muß vor allem beim ersten Mal gut aufpassen.

Es hängt vom normalen Rhythmus des Patienten ab, ob man im Abstand von zwei oder drei Tagen den Stuhlgang unterstützt. Tritt trotz der getroffenen Maßnahmen kein Erfolg ein und ist der Patient vier bis fünf Tage verstopft, muß der Arzt um Rat gefragt werden. Eventuell kann es auch, wenn möglich, eine Hilfe sein, wenn statt der Bettpfanne ein Topfstuhl benutzt wird.

Bei Durchfall darf vor allem keine zellulosereiche Kost gegeben werden. Der Patient sollte fasten und zwei bis drei Tage trockenen Zwieback mit schwachem Schwarztee, Kamillentee oder weißen Reis mit Heidelbeersaft zu sich nehmen. Ist der Durchfall sehr stark, kann auch Reiswasser getrunken werden. Es ist sehr wichtig, daß reichlich Flüssigkeit aufgenommen wird (eventuell auch fettarme Bouillon), denn mit dem dünnen Stuhl wird viel davon ausgeschieden. Bei häufigem Erbrechen ist es am besten, dem Patienten 24 Stunden lang keine feste Nahrung zu geben und ihn nur schluckweise trinken zu lassen. (Man muß dafür sorgen, daß der Kopf auf der Seite liegt, damit nichts Erbrochenes in die Luftröhre gelangt. Nach dem Erbrechen läßt man den Mund spülen oder säubert ihn.)

Vor allem bei Patienten, die erbrochen bzw. Durchfall haben, ist strengste Hygiene notwendig. Dazu gehört, daß die Hände regelmäßig und gründlich gewaschen werden und die Bettwäsche sauber gehalten wird. Die Toilette sowie der Griff von Wasserspülung, Türe und Wasserhahn müssen mindestens einmal am Tag gereinigt werden. Außerdem sollte man mit Geschirr und Besteck sorgfältig umgehen und mit (Soda)-Wasser vorspülen. Außerdem müssen eventuelle Essensreste weggeworfen werden. Der Infekt kann auf verschiedene Arten übertragen werden. Durchfall kann durch bereits infizierte oder verdorbene Lebensmittel verursacht werden. Vor allem in den Sommermonaten besteht ein erhöhtes Risiko (Paratyphus).

Die Anwendung der Bettschüssel*

Das Fenster wird geschlossen und wenn nötig auch die Vorhänge, außerdem sollten die Hände gewaschen werden. Die Bettschüssel steht neben dem Bett auf einem Hocker; Handtuch, Toilettenpapier und ein Behälter mit lauwarmem Wasser werden bereitgestellt. Die Decke wird bis zu den Knien zurückgeschlagen und das Handtuch untergeschoben, während der Patient den Steiß kurz hochstemmt. Jetzt wird der Dekkel der Bettschüssel auf den Hocker gelegt, und während man den Patienten mit einer Hand in der Lendengegend stützt, schiebt man mit der anderen die Bettschüssel unter. Nach Möglichkeit sollte der Patient, durch Kissen unterstützt, etwas aufrecht mit leicht gespreizten und angezogenen Beinen sitzen. Leicht zudecken. Frauen werden nach dem Wasserlassen mit lauwarmem Wasser aus Kännchen oder Flasche abgespült. Der Patient stemmt sich wieder hoch, während man in der Lendengegend stützt und die Bettschüssel wegnimmt. Bettschüssel schließen. Jetzt trocknet man den Patienten mit dem Handtuch, auf dem er noch liegt, gut ab, damit er nicht wund wird. Danach wird das Leintuch geglättet, die Kissen noch einmal gut aufgeschüttelt und der Patient zugedeckt.

Beim Ausleeren der Bettschüssel muß man nachschauen, ob der Urin unauffällig aussieht. Wenn eindeutige Abweichungen auffallen, gibt man eine kleine Menge in ein (Marmeladen-) Glas, damit sie vom Arzt untersucht werden kann. Die Bettschüssel wird am besten mit Bürste und Sodawasser — beides sollte in der Toilette bereitstehen — gereinigt und der Rand mit Toilettenpapier abgetrocknet.

Manche Menschen können auf einer Bettschüssel nur schwer das Wasser lassen. Hier gibt es verschiedene Hilfsmöglichkeiten: Man kann den Patienten aufrecht hinsetzen (wenn es mög-

* Bettschüssel, Topfstuhl und Urinflasche können bei Sozialstationen, in Apotheken oder Spezialgeschäften für medizinischen Bedarf ausgeliehen bzw. gekauft werden.

lich ist und wenn es erlaubt ist), den Wasserhahn etwas aufdrehen, etwas Wasser zu trinken geben oder den Rand der Bettschüssel durch Überspülen mit warmem Wasser vorher etwas anwärmen. Man kann auch eine Wärmflasche, zu einem Drittel gefüllt, auf die Blasengegend legen, nachdem die Luft daraus entfernt wurde und die Flasche gut verschlossen ist. Nach dieser Maßnahme wird der Patient leicht zugedeckt. Wenn man das Zimmer nun verläßt, gelingt das Wasserlassen meist besser.

Hat der Patient Stuhlgang gehabt, wird erst die Waschschüssel mit warmem Wasser, Waschlappen und Seife bereitgestellt. Während die Bettschüssel weggenommen und verschlossen zur Seite gestellt wird, dreht sich der Patient auf die Seite. Der After wird mit Toilettenpapier gesäubert und danach gewaschen. Wenn die Bettschüssel geleert wird, muß wieder auf eventuelle Abnormitäten des Stuhls geachtet werden. Dann wird weiter aufgeräumt und schließlich wäscht man sich selber gründlich die Hände. Ist der Stuhl nicht in Ordnung (Blut, Würmer oder anderes), wird eine kleine Menge davon mit einem Stückchen Pappe, festem Papier, Plastik, Holz, Einweglöffel oder Spachtel zur Untersuchung in ein Glas oder in einen Papierbecher getan.

Wenn es irgend erlaubt und möglich ist, ist es natürlich gut, wenn der Patient selber zur Toilette geht. Dabei darf man nicht vergessen, daß er Hausschuhe und Morgenmantel anzieht und das Fenster geschlossen wird. Ist der Gang zur Toilette zu beschwerlich, der Patient kann aber das Bett verlassen, gibt es noch die Möglichkeit, daß ein Topfstuhl benutzt wird.

Wie wird die Urinflasche gegeben?

Fenster und eventuell auch die Vorhänge schließen und die Hände waschen. Die Flasche wird neben dem Bett auf einen Hocker gelegt. Die männlichen Patienten brauchen meistens keine Hilfe beim Anlegen. Nachdem man die Flasche gereicht hat, wird der Patient leicht zugedeckt. Leeren und Säubern der

Flasche siehe oben. Bemerkung: Wegen Infektionsgefahr dürfen weder Flasche noch Bettschüssel auf den Boden gestellt werden. Was mit dem Bett in Berührung kommt, darf nie auf dem Boden stehen.

Inkontinenz (Unvermögen, Urin und Stuhl zurückzuhalten)

Handelt es sich um geringfügige Inkontinenz, kann Zellstoff verwendet werden, der im Sanitätsfachgeschäft zu bekommen ist (es ist sehr wichtig, daß diese Patienten stets sauber und trocken gehalten werden; das heißt, sie müssen, sobald sie naß oder schmutzig sind, neuen Zellstoff und, wenn nötig, frisches Bettzeug bekommen und gewaschen werden. Sonst besteht die Gefahr des Wundwerdens und des Dekubitus, siehe S. 54 f.). Tritt die Inkontinenz nur bei Husten, Niesen usw. auf, ist es bei Frauen schon ausreichend, wenn man Binden anlegt.

Das Messen der Temperatur

Haben Patienten eine abweichende Körpertemperatur, fängt man morgens mit dem Fiebermessen an. Die beste Methode ist rektal, d. h. im Darm. Der Patient liegt mit leicht angewinkelten Knien auf der Seite. Das Thermometer wird unter kaltem (!) Wasser abgespült, mit einigen kräftigen Bewegungen abgeschlagen und man kontrolliert, ob das Quecksilber unter 35 °C steht. Die Spitze wird mit etwas Vaseline eingerieben, und dabei spürt man auch gleich, ob sie unbeschädigt ist. Kann der Patient das Thermometer nicht selber einführen und festhalten, führt man die Spitze bis zum Punkt unmittelbar über dem Quecksilberreservoir in den After ein. Man hält das Thermometer fest, deckt den Patienten zu und legt die andere Hand auf seine Hüfte, um unerwartete Bewegungen, bei denen das Thermometer abbrechen könnte, zu verhindern. Nach drei Minuten wird abgelesen und die Temperatur eventuell auf einer Liste notiert. Wenn es notwendig ist, kann nach der Mittagsruhe und abends vor dem Einschlafen nochmals gemessen werden. Nun wird das Thermometer wieder mit kaltem Wasser abgespült, mit Watte und 70%igem Alkohol abgewischt und abgeschlagen. Kann zum Beispiel wegen Hämorrhoiden nicht rektal gemessen werden, wird dies unter der Achsel getan. Mit dem Handtuch wird unter dem Arm trockengerieben, das Thermometer mit der Spitze in die Mitte der Achselhöhle gelegt und der Oberarm an den Körper gedrückt. Der andere Arm wird schräg über die Brust gelegt, um so den Arm, unter dem das Thermometer liegt, zu fixieren. Jetzt dauert das Messen der Temperatur zehn Minuten; eventuell kann man die Eieruhr stellen. Wenn eine Liste geführt wird, muß notiert werden, auf welche Art gemessen wurde. Das Messen unter dem Arm ergibt einen halben Grad weniger als die rektale Messung. Bemerkung: Die Temperatur sollte nur in Ruhe gemessen werden, also nicht gleich anschließend nachdem Besuch da war oder nachdem der Patient auf war. Man sollte dann eine halbe Stunde warten.

Das Waschen

Auf dem abgeräumten Nachttisch werden folgende Dinge bereitgestellt: Ein Glas mit Wasser, Zahnbürste und Zahncreme, eventuell Mundwasser und eine kleine Schüssel. Eine Schüssel mit warmem Wasser, Seife, Waschlappen und Handtücher. Ein Kamm, eventuell Toilettenartikel wie Hautcreme und Puder, saubere Unterwäsche und Schlafanzug (nach Möglichkeit etwas angewärmt). Während dieser ganzen Vorbereitungen kann der Patient auf der Bettschüssel sitzen. Fenster und Vorhänge sind geschlossen und im Zimmer herrscht eine angenehme Temperatur. Jetzt wäscht man sich selber die Hände.

Wenn der Patient nicht aufrecht sitzen kann, geht man wie folgt vor: ein Handtuch wird unter den Oberkörper geschoben und die Zähne geputzt, indem man den Patienten den Kopf auf die Seite legen läßt, damit er sich nicht verschluckt. Zum Spülen und Ausspucken wird die kleine Schüssel gereicht.

Jetzt macht der Patient seinen Oberkörper frei, oder man

hilft ihm dabei. Hat der Patient einen schmerzenden oder gelähmten Arm, wird der Schlafanzugärmel erst vom gesunden und danach vom kranken Arm abgestreift. Ist die Behinderung doppelseitig, wird die Schlafanzugjacke den Rücken entlang bis zum Hals hochgeschoben, dann legt der Patient das Kinn auf die Brust, die Jacke wird über den Kopf und danach weiter ausgezogen. Wenn es irgend geht, sollte der Patient Hände und Gesicht selber waschen. Danach wird mit leichter Hand und in kleinen Abschnitten der Oberkörper gewaschen. Man sollte nicht zuviel Seife verwenden und aufpassen, daß der Patient sich nicht verkühlt. Seifenreste entfernen, sorgfältig abtrocknen und Hautfalten trockentupfen. Zur Hautpflege kann Hauttonikum verwendet werden, das mit warmer Hand und dünn eingerieben wird. Wenn zuviel aufgetragen wird, klebt es. Auch für rauhe Ellbogen ist es geeignet. Sind die Ellbogen jedoch stark gerötet und gereizt, hat Heilsalbe (Ung. mercurialis comp.) eine lindernde Wirkung. Für Hautfalten, die leicht wund werden (sie werden feucht und rot), wird ein wenig Körperpuder verwendet, den man gut verteilt.

Jetzt werden Unterwäsche und Schlafanzug angezogen. Ein kranker Arm kommt dabei zuerst an die Reihe und danach der gesunde. Bei einer doppelseitigen Behinderung wird wie folgt vorgegangen: Die Schlafanzugjacke wird aufgeknöpft vor den Patienten gelegt, mit dem rückwärtigen Saum unter dem Kinn. Jetzt werden zuerst die Arme in die Ärmel gesteckt, der Patient drückt das Kinn auf die Brust, die Jacke wird vom Saum bis zum Kragen zusammengefaßt, über den Kopf gehoben und den Rücken entlang nach unten gezogen. Wenn das Waschwasser erneuert ist, nimmt man, um die Beine zu waschen, ein anderes Handtuch. Die Decke wird vom Fußende bis zu den Oberschenkeln zurückgeschlagen, damit die Beine und Füße gewaschen werden können. Es ist wichtig, die Fersen kräftig mit Hauttonikum oder Heilsalbe einzureiben.

Danach wird wieder frisches Wasser genommen und der Unterkörper freigemacht. Das Handtuch wird unter den Steiß gelegt und die Vorderseite vom Nabel bis zu den Oberschenkeln gewaschen. Frauen werden von oben nach unten gewaschen, um zu verhindern, daß sich die Harnwege infizieren. Jetzt dreht sich der Patient auf die Seite, so daß die Rückseite und die eine Hüfte gewaschen werden können. Als letztes kommt die Pofalte an die Reihe, und zwar wird hier von unten in Richtung Rücken hinauf gewaschen. Nachdem der Patient gut abgetrocknet ist, dreht er sich auf die andere Seite, damit auch die andere Hüfte gewaschen werden kann.

Vom Liegen und Sitzen im Bett wird der Steiß oft sehr empfindlich und gerötet. Er wird auch mit Hauttonikum oder Heilsalbe eingerieben. Leisten, Bauchfalten und Pofalte werden dünn gepudert und gut ausgerieben, damit keine Reste zurückbleiben, die sich nachteilig auswirken können, weil sich daraus Klümpchen bilden. Die Schlafanzughose wird wieder angezogen und der Patient zugedeckt.

Schließlich wird das Gesichtshandtuch unter den Kopf und über die Schultern gelegt, und die Haare werden frisiert. Alles wird aufgeräumt.

Bettenmachen

Wenn es möglich ist, sollte der Patient zum Bettenmachen aufstehen, um die Blutzirkulation anzuregen. Ist dies nicht möglich, legt man zuerst die benötigte frische Bettwäsche bereit, die eventuell auf dem Heizkörper vorgewärmt wurde. Danach wird die Bettdecke auf den Stuhl am Fußende des Bettes gelegt und der Patient mit dem Oberleintuch zugedeckt.

Der Patient dreht sich auf die Seite und liegt dabei so weit wie möglich am Bettrand. Die Kissen werden bis auf eines entfernt, das eine bleibt da, damit sich der Patient nicht am harten Bettrand stößt; unter Umständen hält eine zweite Person den Patienten fest. Krümel und Staub werden entfernt, Leintuch und Unterlage glatt gezogen und fest unter die Matratze gesteckt. Wenn die Unterlage erneuert werden muß, wird das schmutzige Bettzeug hinter den Rücken des Patienten gerollt oder gefaltet. Jetzt kann die saubere Unterlage über die Hälfte des Bettes gebreitet werden und der Patient dreht sich, eventuell mit Unterstützung, über das schmutzige Bettzeug weg auf die andere Seite des Bettes. Die schmutzige Unterlage kann jetzt entfernt und die saubere nachgezogen und festgesteckt werden.

Die Kissenbezüge werden, wenn erforderlich, durch frische ersetzt und die Kissen aufgeschüttelt und bequem angeordnet. Der Patient kann sich wieder normal hinlegen und das übrige Bett wird gemacht. Die Bettdecke muß am Fußende so locker liegen, daß die Füße reichlich Spielraum haben (vgl. S. 56: Spitzfüße als Beispiel für Verwachsungen). Das Zimmer wird aufgeräumt, und selber wäscht man sich die Hände. Es hängt von den jeweiligen Umständen ab, ob das ganze Zimmer gleich saubergemacht wird. Jedenfalls ist es wichtig, daß, wenn möglich, wenigstens ein Fenster geöffnet und das Zimmer gelüftet wird. Der Patient wird währenddessen gut zugedeckt, vor allem an den Schultern. Die frische Luft sollte einige Male tief ein- und ausgeatmet werden. Es gibt allerdings Umstände, die ein direktes Lüften verbieten. Dann wird indirekt durch die Türe und ein woanders geöffnetes Fenster frische Luft zugeführt. Der Patient muß auch dann gut zugedeckt werden, wenn nur indirekt gelüftet wird.

Im Laufe des Vormittages sollte man dafür sorgen, daß das Krankenzimmer wieder ordentlich und gemütlich ist (frisch versorgte Blumen, eventuell eine andere Tischdecke oder vielleicht ein neuer Kunstdruck an der Wand). Jetzt sollte alles in Ordnung sein: das zugedeckte Glas mit frischem Wasser, ein Taschentuch, der Notizblock mit Stift, die Handarbeit mit Zubehör oder das Buch (Brille), ein eigener Papierkorb in der Nähe und der Nachttisch so plaziert, daß er gut zu erreichen ist. Vor allem Klingel oder Stock dürfen nicht vergessen werden! Geht es um ein krankes Kind, so braucht es seine Puppe, seinen Bär oder andere Spielsachen.

Einige Artikel für die Krankenpflege *

Klötze, um das Bett zu erhöhen. Diese werden bei einer Krankenpflege über längere Zeit notwendig, um den Rücken der Pflegenden zu schonen.

Galgen: Dies ist eine Vorrichtung, die am Kopfende des Bettes montiert wird und an der der Patient sich hochziehen kann, um den Steiß von der Unterlage zu heben. Das wird notwendig, wenn die Bettschüssel gegeben, der Patient gewaschen und hinten eingerieben oder die Unterlage glatt gezogen wird.

Deckenbogen: Wenn der Körper oder einige Körperteile von den Decken nicht berührt werden sollen, braucht man den Bogen. Dabei muß bedacht werden, daß der Patient trotzdem warm genug hat; steht der Bogen über einem gelähmten Bein, wird der Patient selber kaum wahrnehmen, welche Temperatur das Bein hat. Hier kann zum Beispiel über beide Beine eine wollene Kinderdecke oder quer über den Bogen eine Wolldecke gebreitet werden, die an drei Seiten unter die Matratze geschlagen wird, so daß sie gut abschließt. Bei *Lähmungen* darf *nie* eine Wärmflasche gegeben werden — der Patient spürt nichts und kann sich somit nicht melden, wenn die Wärmflasche zu heiß ist. So könnten Brandwunden entstehen.

Fußstütze: Sie wird dem Patienten gegeben, um ihn in einer guten Lage zu halten und zu verhindern, daß er nach unten rutscht.

Eine *Kissenstütze* wird gebraucht, wenn der Patient eine halb sitzende Haltung einnehmen soll.

Das *Bett-Tischchen* kann über das Bett des Patienten geschoben werden und hat eine verstellbare Tischfläche.

Topfstuhl: Wenn die Toilette auf einem anderen Stockwerk liegt oder der Patient nicht imstande ist zu gehen, kann ein

* Die hier aufgeführten einfachen Gegenstände können meistens ohne Schwierigkeiten bei Sozialstationen, in Apotheken oder Spezialgeschäften ausgeliehen bzw. gekauft werden.

Topfstuhl im Zimmer gute Dienste leisten. Nach Möglichkeit wird er hinter einen Wandschirm gestellt.

Gummiunterlage: Sie wird quer über das Unterlaken gebreitet, darüber kommt dann ein Bettuch (beispielsweise ein doppelt gefaltetes Leintuch). Die Unterlage sollte unter dem Kopfkissen beginnen und bis zu den Knien reichen, ohne daß der Patient den Saum zu spüren bekommt. So kann sie leicht gewechselt werden, und das Leintuch bleibt trocken. Wenn der Patient eine empfindliche Haut hat, kann man zusätzlich ein Moltontuch verwenden.

Schaffell: Es wird als Unterlage gegen Dekubitus verwendet. Für die Reinigung gibt es bestimmte Vorschriften, über die man sich jeweils erkundigen muß.

Komplikationen des Liegens

Dekubitus (Durchliegen)

Bei längerer Krankheit besteht die Gefahr des Durchliegens. Der gesamte Kreislauf ist geschwächt und durch langes Liegen in einer Stellung wird der Druck auf die Haut zu groß. Die Druckstellen sind empfindlich, werden schnell schmerzhaft und gerötet und die Haut kann sogar ernsthaft beschädigt werden. Dort, wo der Knochen direkt unter der Haut liegt, wie bei der Ohrmuschel, der Wirbelsäule, den Schultern, den Ellbogen, dem Steiß, den Hüften, den Knien, den Fersen und an den Handgelenken, ist die Gefahr des Durchliegens besonders groß. Besonders gefährdet sind Patienten mit einem schwachen Kreislauf (Herz- und Lungenkrankheiten), Zuckerkranke, Patienten mit Lähmungen, chronisch Erkrankte und ältere Menschen.

Maßnahmen, um einen Dekubitus zu verhindern:

a) Gute Ernährung, das heißt abwechslungsreich im Speisezettel, vitamin- und eiweißhaltig (außer bei Fieber) sowie qualitativ vollwertig.

b) Der Patient sollte, wenn dies irgend möglich ist, ab und zu aufstehen; geht das nicht, muß er regelmäßig abwechselnd auf die Seite, den Rücken oder den Bauch gebettet werden (zu bestimmten Zeiten und mit bestimmten Handreichungen kombiniert).

g) Eine glatte und trockene Unterlage. Man muß darauf achten, daß zwischen den gefährdeten Stellen und der Unterlage so wenig Stoffschichten wie möglich sind; also ist es nicht günstig, wenn außer der Schlafanzughose noch ein Schlüpfer getragen wird, denn da bilden sich leicht Falten, die reiben und die Haut wundmachen.

d) Gute Hautpflege. Dies wird dadurch erreicht, daß mit wenig Seife gewaschen und danach gründlich abgetrocknet wird. Man kann die Durchblutung durch abwechselnd kaltes und warmes Föhnen stimulieren, dadurch wird außerdem das Entstehen von feuchten Stellen verhindert. Dann sollte die Haut regelmäßig mit kleinen Mengen Hauttonikum oder Heilsalbe eingerieben werden. Schon allein das Einreiben regt die Durchblutung an.

e) Ein Schaffell macht die Unterlage weicher. Dies funktioniert allerdings erst dann richtig, wenn der Patient direkt auf dem Schaffell liegt; also sollte er dann keine Hose tragen. Wenn der Patient es unangenehm findet, ohne Hose im Bett zu liegen, kann man ihm ein Handtuch über Bauch- und Oberschenkel breiten oder ein langes Nachthemd hinten vom Saum bis zur Taille aufschneiden.

Wenn trotz all dieser Maßnahmen Schmerzen und Rötung auftreten, sollte der Hausarzt um Rat gefragt werden. Hat sich einmal eine offene Stelle gebildet, ist dies für den Patienten sehr schmerzhaft, und es bedarf einer intensiven Behandlung, um die Wunde wieder zu schließen.

Verwachsungen (Kontrakturen)

Sie treten vor allem an den Gelenken der Gliedmaßen durch lange Bewegungsbehinderung, zum Beispiel bei Krankheiten wie Rheuma und multipler Sklerose, auf. Die Gliedmaßen sind immer in einer Stellung fixiert. Spitzfüße sind ein bekanntes Beispiel, aber auch an Knien, Fußgelenken, Hüften und Ellbogen können Kontrakturen entstehen.

So werden Kontrakturen verhindert:

a) Nach Möglichkeit sollte der Patient hin und wieder gehen; wenn nicht, läßt man ihn verschiedene Stellungen im Bett einnehmen und ihn während des Mittagsschlafes und nachts flach, das heißt mit nur einem Kissen, liegen.

b) Wenn man sich mit dem Arzt oder dem Physiotherapeuten abgesprochen hat, kann der Patient ab und zu aus dem Bett kommen, um sich Bewegung zu machen, indem er Fuß- und Handgelenke kreisen läßt, Knie und Ellbogen beugt und wieder streckt, also die Muskeln spannt. Im Bett kann er sich vom Liegen aufsetzen und dies ein paar Mal wiederholen.

c) Man muß darauf achten, daß das Deckbett nicht zu schwer ist, eventuell kann ein Deckenbogen oder eine leichte Daunendecke verwendet werden (Spitzfüße!).

Lungenentzündung

Bei längerer Bettlägerigkeit wird die Atmung häufig oberflächlich. Dadurch wird die Funktion der Lunge schlechter und die Gefahr einer Lungenentzündung größer. Deshalb ist es wichtig, daß man darauf achtet, daß der Patient mehrmals am Tag tief ein- und ausatmet. Nach dem Essen, während das Zimmer gelüftet wird, während der Bewegungsübungen, nachdem die Bettschüssel gegeben wurde und vor dem Einschlafen sind günstige Gelegenheiten dazu da.

Thrombose

Sie kann eine ernsthafte Komplikation bei längerem Liegen sein. Sobald eines oder beide Beine schmerzen, oder der Patient über Wadenkrämpfe klagt, muß man auf diese Komplikation gefaßt sein und sofort den Hausarzt verständigen. Auch wenn der Patient keine Schmerzen hat, aber das Bein sich warm anfühlt, etwas gerötet und geschwollen ist, kann dasselbe vorliegen. Häufig ist auch die Temperatur etwas erhöht und jetzt darf der Patient sicher nicht mehr aufstehen.

Harnverhaltung

Wenn der Patient ständig liegen muß, ist es möglich, daß er die Blase nicht ganz entleeren kann. Dies kann zu einer Infektion der Harnwege führen.

Mobilisieren

Aus dem Gesagten wird deutlich, wie wichtig es für die Patienten ist, daß sie in Bewegung bleiben, indem sie hin und wieder aufstehen, um sich zu waschen oder zur Toilette zu gehen. Außerdem tut es dem Patienten gut, sich selber immer wieder in aufrechter Haltung zu erleben.

Trotzdem gibt es Umstände, die eine längere Bettruhe erfordern. Darf der Patient nach dieser Zeit dann wieder aufstehen, muß man ihm dabei helfen. Jeder kennt das Gefühl der Blutleere im Kopf und der weichen, zitternden Knie. Deshalb ist es vernünftig, den Patienten am ersten Tag zunächst einige Male aufrecht im Bett sitzen zu lassen (was man eventuell ein paarmal wiederholt) und ihn erst am nächsten Tag am Bettrand sitzend die Beine herabhängen zu lassen. (Sind die Fenster geschlossen und ist das Zimmer gut temperiert?) Inzwischen wird ein Stuhl mit Armlehnen neben dem Bett bereitgestellt und dem Patienten Morgenmantel und Pantoffeln (mit rutschfesten Sohlen) angezogen. Jetzt wird er gestützt, und während er aus dem Bett kommt, stellt man einen Fuß quer vor seine Füße, damit er nicht ausgleitet. Dasselbe wiederholt man, wenn er wieder ins Bett geht. Nachdem der Patient einige Schritte getan hat, nimmt er in dem Stuhl neben dem Bett Platz. Hier, wie auch in vielen anderen Situationen, ist es nicht ratsam, kleine Fußmatten auf den Boden zu legen, denn die Gefahr, daß der Patient damit ausgleitet, ist zu groß.

Wenn der Patient nach längerer Zeit zum ersten Mal wieder aufstehen darf, sollte man so lange unbedingt im Zimmer bleiben, denn er könnte einen Schwächeanfall bekommen. Sollte der Patient unerwarteterweise bewußtlos werden, nimmt man ihn unter den Achseln und bettet ihn, zur Not auf dem Boden, horizontal. Er wird zugedeckt, damit er sich nicht verkühlt. Wenn er nach kurzem wieder zu sich kommt, kann er, eventuell mit Hilfe einer zweiten Person, wieder zu Bett gebracht werden.

Äußere Anwendungen und deren Hintergründe

Übersicht

Die anthroposophische Heilkunst bietet viele Möglichkeiten für äußere Behandlungen. Wir wollen an dieser Stelle einige unterscheiden.

Eine *Kompresse* ist eine feuchte Auflage *auf* einem Teil des Körpers. Sie kann heiß, warm oder kühl sein.

Ein *Umschlag* oder Wickel ist ebenfalls eine feuchte Applikation, wird im Gegensatz zur Kompresse jedoch *um* einen Teil des Körpers herumgelegt (in dem Zusammenhang spricht man auch von einem »Wickel«).

Eine *Einreibung*, zum Beispiel mit Hauttonikum (Lotio pruni comp.) oder Öl, kann eine lokale oder totale Behandlung sein, das heißt beschränkt auf einen bestimmten Körperteil oder am ganzen Körper. Darauf folgt immer eine *Packung*, die den ganzen Körper umfaßt und eine Wärmereaktion hervorruft.

Ein *Bad* ist eine totale Behandlung; auf sie folgt, mit wenigen Ausnahmen, ebenfalls eine Schwitzpackung. Fußbäder, Sitzbäder und Armbäder sind lokale Behandlungen.

Eine *Abwaschung* ist eine totale Behandlung, manchmal folgt auch hierauf eine Packung.

Ein *Salbenverband* ist eine lokale Applikation, er wird auf einen Körperteil — oder um ihn herum — gelegt.

Material

Die Materialien, die für diese Behandlungen verwendet werden, sind immer aus natürlichen Stoffen hergestellt, das heißt Wolle, Seide, Baumwolle, Leinen und Flanell. Also kein Nylon,

Acryl und dergl. und auch keine Stoffe, die derartige Bestandteile enthalten. Auch Taft, Plastik- oder Gummituch sollten nicht verwendet werden.

Synthetische Stoffe sind so gut wie luftundurchlässig, also nicht atmungsaktiv. Dadurch wird die Haut zu unnatürlichem Transpirieren angeregt und kann auch nicht atmen. Bei den äußeren Behandlungen der anthroposophischen Heilkunst will man diese Art der Feuchtigkeitsabsonderung, bis auf wenige Ausnahmen, vermeiden.

Das Folgende wird dies erläutern. Der Mensch verbindet sich durch das Einatmen physiologisch mit der Umwelt, die Umwelt verbindet sich durch die Ausatmung mit dem Menschen. Es entsteht eine wechselseitige Beziehung zwischen Mensch und Umwelt. Auch im übertragenen Sinne wird das Wort Atmungsprozeß für die abwechselnden Bewegungen zwischen Innen- und Außenwelt gebraucht. Indem man nun bei den äußeren Anwendungen Materialien verwendet, die diesem Prozeß nicht entgegenwirken, kann eine Atmung zwischen der von außen gesundenden Qualität der Substanz und der Reaktion des Körpers darauf entstehen. Man kann auch anstelle von Atmung von »Frage und Antwort« sprechen: Die Frage wird von außen gestellt und die Antwort erfolgt von innen. Dabei spielt die Haut als Organ die wichtigste Rolle.

Von der Art der Krankheit und ihren Folgen, aber auch von der Wesensart des Menschen wird es abhängen, ob der Organismus zu einer »Antwort« fähig ist. Manchmal wird erst nach wiederholtem Fragen eine Antwort gegeben werden können, manchmal muß der Organismus erst dementsprechend unterstützt werden, damit die Frage verstanden und eine adäquate Antwort gegeben werden kann.

Dabei muß man sich darüber im klaren sein, daß es nicht festgelegt werden kann, was sich beim »Stellen einer Frage« oder der »Beantwortung« abspielt. Wenn in diesem Zusammenhang eine sinnvolle Behandlung stattfinden soll, müssen sich Arzt und Therapeut immer wieder neue Gedanken machen und ein Bild der entgleisten Prozesse vor Augen stellen. Erst wenn man davon eine Vorstellung hat, kann die richtige Frage gestellt werden. Die Antwort hilft dem Organismus, die Disharmonie zu überwinden.

Der Kräuterextrakt

Im folgenden Kapitel werden die wichtigsten »Wickel« (Kompressen, Umschläge) und Bäder beschrieben. Meistens werden dafür pflanzliche Substanzen, meist in Form von Kräuterextrakten (»Kräutertee«), verwendet, die übrigens auch manchmal innerlich angewendet heilend wirken können.

Die *Zubereitung* des Kräutertees verlangt besondere Sorgfalt. Man muß die verschiedenen Teesorten unterschiedlich zubereiten. Der Kräutertee wirkt dadurch, daß der Pflanze aromatische und andere wirksame Stoffe entzogen werden. Diese können dann innerlich oder äußerlich durch die Haut im Organismus wirksam werden. Es hängt vom *Teil* der Pflanze ab, welcher zubereitet wird, ob der Tee länger oder kürzer ziehen oder kochen muß. Diese Unterscheidung ist notwendig, um die wirksamen Bestandteile der Pflanze so schonend wie möglich zu entziehen. *Blüten* sind der Wärme am nächsten verwandt, und sie geben ihre heilsamen Wirkstoffe leicht ab. *Blätter* brauchen schon mehr Einwirkung von Wärme, um das abzugeben, was man haben will.

Wurzeln tun dies erst nach längerer Zeit. *Früchte* und *Samen* liegen in ihrer Qualität zwischen Blüte und Wurzel und erfordern eine dementsprechende Behandlung. Von der Blüte bis zur Wurzel braucht also die Pflanze immer mehr Wärmezufuhr und Bearbeitung, damit sie ihre Wirkstoffe abgeben kann und diese vom Organismus aufgenommen werden können.

Für die Zubereitung der Teesorten gelten die folgenden *Regeln:*

Blüten (zum Beispiel Kamille) werden mit kochendem Wasser überbrüht, eine Minute ziehen gelassen und danach durch ein Sieb gegeben.

Aromatische Früchte oder Samen (Kümmel oder Anis) werden ins kochende Wasser gegeben, dann läßt man eine halbe Minute aufwellen und danach drei bis fünf Minuten ziehen. Abseihen.

Zarte Blätter (zum Beispiel Pfefferminze, Birken- oder Salbeiblätter) werden mit kochendem Wasser überbrüht, zwei bis drei Minuten ziehen gelassen und abgeseiht.

Kräftige Blätter (zum Beispiel Bärentrauben- oder Sennesblätter) werden mit kaltem Wasser aufgesetzt, müssen fünf Minuten kochen und danach nochmals fünf Minuten ziehen. Abseihen.

Stiele (zum Beispiel Schachtelhalm) werden ebenfalls mit kaltem Wasser aufgesetzt, kochen danach fünf bis zehn Minuten und ziehen danach fünf Minuten. Abseihen.

Wurzeln und Rinden (zum Beispiel Kalmus oder Eichenrinde) müssen eine Nacht in kaltem Wasser eingeweicht werden und, nachdem sie den Siedepunkt erreicht haben, fünf bis zehn Minuten weiterköcheln. Abseihen.

Harte Samen (zum Beispiel von Hagebutten) werden kalt aufgesetzt, kochen fünf bis zehn Minuten und ziehen fünf Minuten. Abseihen.

Einige allgemeine Bemerkungen

Kräutertees werden immer in Töpfen mit Deckeln zubereitet, damit die aromatischen, leicht flüchtigen Stoffe nicht verdampfen.

Während der Tee zieht, sollte man einen Teewärmer, ein Stövchen oder die kleine Flamme des Gasherdes benutzen.

Man sollte kein Wasser aus dem Boiler benutzen, weil es meist längere Zeit in einem metallenen Behälter war und weniger »lebendig« ist.

Kräuter sollten gut abgeschlossen, kühl und dunkel aufbewahrt werden.

Will man den Tee trinken, nimmt man einen Teelöffel Kräuter auf eine Tasse Wasser und hält sich an die eben genannten Regeln.

Für *Umschläge* und *Kompressen* reicht ein halber Teelöffel auf einen Liter Wasser (es sei denn, es gibt andere Anweisungen). Man läßt im allgemeinen drei bis fünf Minuten länger ziehen als oben beschrieben.

Für *Bäder* nimmt man eine Handvoll der benötigten Kräuter (wenn nicht anders verordnet) und läßt den Tee fünf bis zehn Minuten länger ziehen als oben beschrieben.

Die Arnika — Arnica montana

Die Bergarnika, die in der Heilkunst benutzt wird, kommt zum größten Teil aus den Gebirgen Mitteleuropas. Sie liebt einen weiten und lichten Standort und gedeiht auf kieselhaltigem Boden am besten. Auf kalkhaltigem Boden wächst sie nicht und Kunstdünger ist tödlich für sie.

Je höher in den Bergen die Arnika wächst, desto aromatischer wird die Blüte. Die Grundblätter sind rosettenartig zu Zwei- oder Dreiblattpaaren angeordnet. Daraus entspringt der, abgesehen von zwei bis drei sehr viel kleineren gegenständigen Blattpaaren, kahle und behaarte Stengel.

Arnika blüht im Juni/Juli mit einer orange-gelben Blüte. Das »Herz« besteht aus Röhrenblüten, davon strahlen die Zungenblüten ziemlich ungeordnet aus (Röhren- und Zungenblüten an einer Blüte sind das Kennzeichen für die Korbblütler).

Nach der Blüte im Herbst werden die federleichten Samen vom Wind weggetragen. Jetzt ist die Aktivität über dem Boden vorbei und diejenige unter dem Boden fängt an. Die senkrechte Wurzel bekommt horizontale Ausläufer, wodurch sich ein Netzwerk von Würzelchen bildet. Der Wurzelstock hat große Vitalität und bleibt, auch wenn die Pflanze schon ganz abgestorben ist, noch lange erhalten. Die Ausläufer des Wurzelstockes bilden an ihrem Ende eine Knolle, aus der wieder eine neue Pflanze entsteht, die sich im nächsten Jahr entwickelt. Dank der Vitalität der Wurzel entstehen aus einer Arnikapflanze mehrere.

Die Pflanze liebt eine kühle und offene Umgebung; im Wurzelbild zeigt sich das zusammenziehende, kalte Element. Bei der Anwendung von Arnika wird diese Qualität genutzt. Dort, wo flüssige Prozesse ihre Grenzen überschreiten, wirkt Arnika formgebend. Bei der Zubereitung von Arnika-Essenz

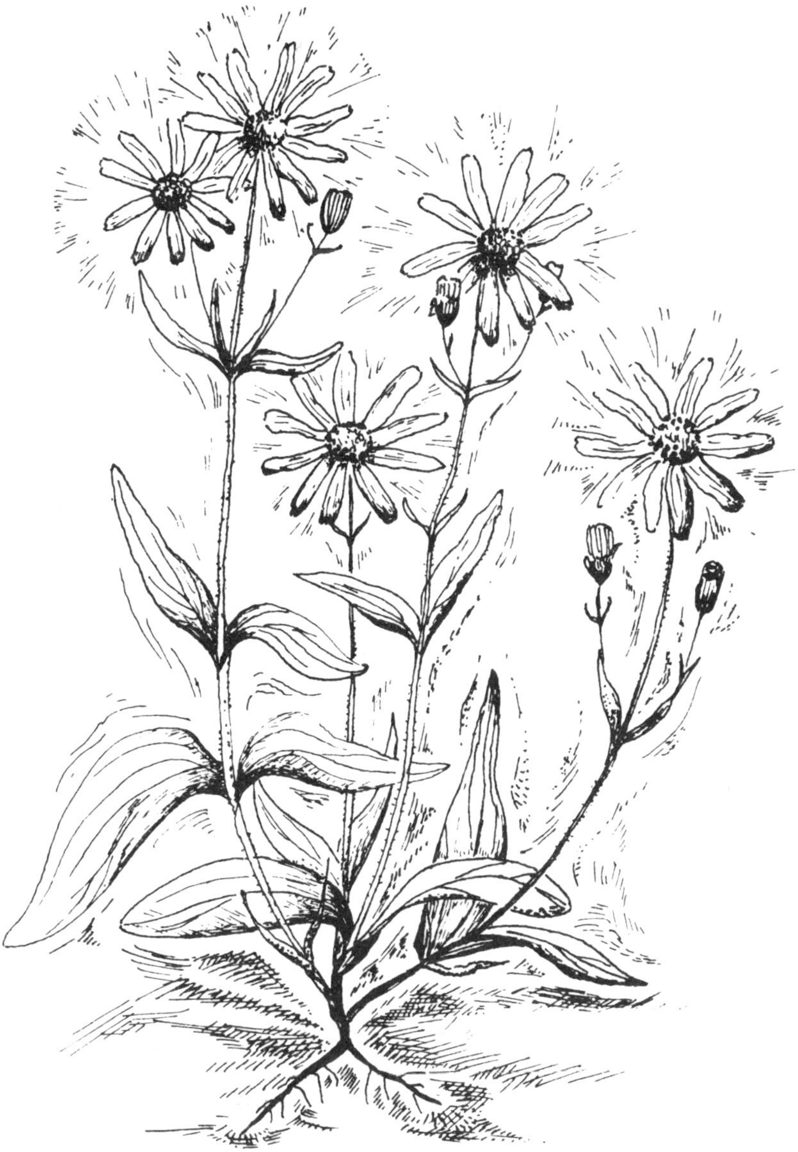

und Salbe *wird die ganze Pflanze verwendet.* Äußerlich wird Arnika bei geschlossenen Wunden, bei Schwellungen, die nach einer Quetschung entstehen und bei Blutergüssen, den sogenannten blauen Flecken, angewendet.

Kompresse oder Umschlag

Material

- Arnika-Essenz 20 %
- Maßeinheit, zum Beispiel Eßlöffel oder Tasse
- Schüssel
- Kompressen- oder Umschlagtuch
- Trikot, Binde oder Bandafix
- Sicherheitsnadeln
- Handtuch, Plastiktüte

Arbeitsweise

Die Arnika-Essenz wird mit Wasser im Verhältnis 1 : 10 verdünnt, das heißt ein Teil Essenz auf neun Teile Wasser (Maßeinheit benutzen). Das Wasser kann kühl, soll aber nicht kalt sein. Das Kompressen- oder Umschlagtuch läßt man sich mit Flüssigkeit vollsaugen.

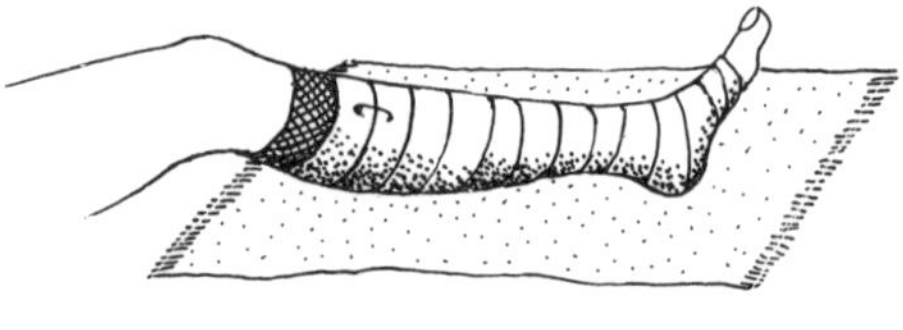

Unter den zu behandelnden Körperteil wird die Plastiktüte und das Handtuch gelegt. Die Kompresse oder das Umschlagtuch wird nun etwas ausgedrückt und auf dem geschwollenen Körperteil (bzw. um ihn herum) angebracht. Jetzt wird der Umschlag mit der Trikotbinde oder dem Bandafix am gewünschten Platz fixiert. Damit das Tuch feucht bleibt, kann man mit einem Löffel oder einer Tasse ein wenig von der Lösung in den Verband gießen.

Der verletzte Köperteil sollte soviel wie möglich in Ruhe gelassen werden. Ein verstauchtes oder gequetschtes Fußgelenk ruht am besten auf einem Stuhl oder einer Bank; ist die Hand oder das Handgelenk verletzt, bringt man diese mit einem Dreieckstuch in Ruhestellung. Auch bei einer Gehirnerschütterung tritt Flüssigkeit aus den natürlichen Begrenzungen. Bringt man auf dem Kopf eine Arnika-Kompresse an, so unterstützt man die Resorption dieser Flüssigkeit und die Wiederherstellung der Grenzen.

Der Patient mit einer Gehirnerschütterung liegt flach, eventuell mit einem kleinen Kissen, im Bett; die Vorhänge werden geschlossen, damit im Zimmer ein gedämpftes Licht herrscht. Man stellt die Arnika-Verdünnung, wie oben beschrieben, her, legt unter den Kopf ein Handtuch und bringt die Kompresse an. Man muß aufpassen, daß sie nicht zu naß ist, sonst läuft die Flüssigkeit an den Schläfen entlang in den Halsausschnitt des Schlafanzugs.

Salbenbehandlung

Arnika-Salbe 10% wird zur Nachbehandlung nach der Kompresse und bei Beulen oder blauen Flecken verwendet. Sie wird dünn aufgetragen.

Gegenanzeige

Manche Menschen reagieren auf Arnika überempfindlich. So kann sich auf der Haut ein roter Ausschlag bilden. In diesem Falle sollte man mit der Behandlung aufhören und den Arzt um Rat fragen.

Die kleine Brennessel — Urtica urens

Sowohl die große Brennessel (Urtica dioica) als auch die kleine (Urtica urens) sind bei uns weit verbreitet. Beide Arten werden in der Heilkunde verwendet. In der Brandwundenessenz (Arnika-Urtica-Essenz) wird die kleine Brennessel (sie brennt noch heftiger als die große) verarbeitet.

Während die große Brennessel Mannshöhe erreichen kann, wächst die kleine nicht höher als 50 cm. Beide Arten wachsen auf Böschungen, auf Abfallhaufen, an altem Gemäuer oder auf Waldlichtungen. Sie lieben stickstoffreichen und kieselhaltigen Boden. Die kleine Brennessel bevorzugt einen etwas fetten Boden auf Bauernhöfen, am Rande von Hühnergehegen und Misthaufen.

Das auffälligste an der Pflanze sind die gegenständigen Blattpaare, sie stehen in einem Winkel von 90 Grad zueinander (kreuzweise gegenständig). Der vierkantige Stengel wird durch Verdickungen in Abschnitte unterteilt, und diese Stengelabschnitte stehen, ebenso wie die Blätter, in einem Winkel von 90 Grad zueinander. Der Verlauf ist streng rhythmisch.

Das Blatt der kleinen Brennessel hat eine ziemlich runde Form mit einer kleinen Spitze. Die Ränder sind tief gesägt. Werden die feinen Brennhärchen auf Blatt und Stengel berührt, wird die beißende Flüssigkeit frei und verursacht auf der Haut eine brennende und juckende Schwellung. Am Stielansatz eines jeden Blattes befinden sich zwei kleine Achselblättchen, die im Verlauf nach oben von unauffälligen, grünlichweißen windblütigen Blütentrauben ersetzt werden. Sie duften nicht. Der Same der Pflanze ist sehr leicht und kann vom Wind bis in große Höhen mitgenommen werden. Er keimt sehr leicht auf moosigen alten Hausdächern und in Ruinen.

Die kräftige gelbliche Pfahlwurzel bildet keine Ausläufer, so daß sich die Pflanze ausschließlich durch die Samen ver-

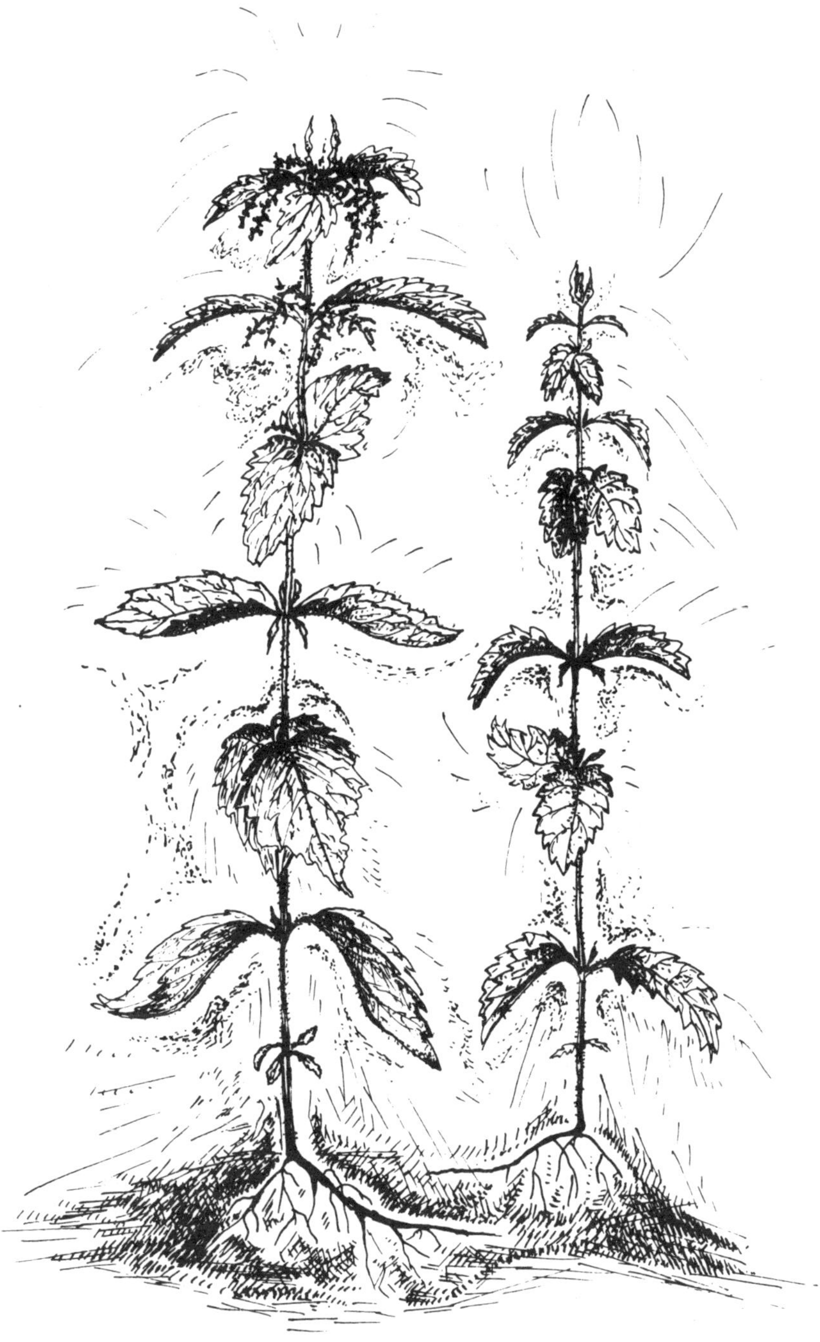

mehrt. Die kleine Brennessel stirbt nach der Blüte, die vom Sommer bis in den Herbst dauert, ab. Die Blüte einer Pflanze ist im allgemeinen der Ausdruck ihres Verhältnisses zum Element der Wärme (siehe S. 35). Bei der Blüte der Brennessel fehlen alle Merkmale des Wärme-Elementes: keine Farbe, kein Duft, kein Nektar. Die Wärme-Qualität wird nur spürbar, wenn man die Pflanze berührt. Die kleine Brennessel begrenzt ihr Wärme-Element in sich selber. Was die Pflanze im Ganzen zeigt, die Begrenzung des Wärme-Elementes, findet man auch in ihrer heilenden Wirkung, unter anderem auch bei Brandwunden. Wird das Heilmittel als Essenz hergestellt, die aus der ganzen blühenden Pflanze gewonnen wird, fügt man einen kleinen Anteil Arnika hinzu.

Die Anwendung der Brennessel

Sie wird im Combudoron und in der »Brandessenz« verarbeitet und bei Brandwunden, Sonnenbrand, Insektenstichen und juckendem Hautausschlag (Fettallergie und Gürtelrose) angewendet.

Anmerkung: Brandwunden müssen *sofort* mindestens fünf Minuten unter kaltes, fließendes Wasser gehalten werden. Aufpassen, daß der Patient nicht ohnmächtig wird. Dies ist die wichtigste Erste-Hilfe-Maßnahme bei Brandwunden. Zweitens kann man dann die Vorbereitungen für eine Kompresse oder einen Umschlag treffen.

Kompresse oder Umschlag

Material

- Combudoron (Arnika-Urtica-Essenz) oder »Brand-Essenz«
- Kompressen- oder Umschlagtuch. Es muß wegen der Infektionsgefahr gebügelt sein.

— Maßeinheit, zum Beispiel Eßlöffel oder Tasse
— Saugfähige Binde oder Bandafix
— Schüssel
— Handtuch
— Plastiktüte

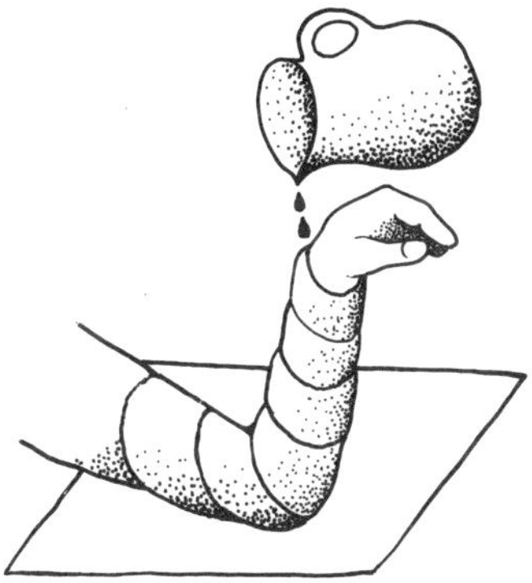

Arbeitsweise

Hände gründlich waschen! Die Essenz wird mit kühlem Wasser 1 : 10 verdünnt, das heißt, eine Maßeinheit der Essenz kommt auf neun Einheiten Wasser. Das Tuch wird in die Schüssel gelegt, die Plastiktüte und das Handtuch unter den zu behandelnden Körperteil. Das Kompressen- oder Umschlagtuch wird ein wenig ausgedrückt und auf oder um die verbrannte Haut gelegt. Binde oder Bandafix wird vorsichtig angelegt, damit das Tuch nicht verrutscht. Das Tuch darf *unter keinen Umständen* trocken werden. Damit dies nicht passiert, schüttet man immer wieder etwas von der Lösung in den Verband, so braucht er nicht stets erneuert werden. Außerdem würde ein häufiges Erneuern des Verbandes die Infektionsgefahr vergrößern.

Unverdünnt kann man die Essenz mit etwas Watte auf Fettallergieblasen, Windpocken und Insektenstiche tupfen. Auch bei Gürtelrose kann die Essenz unverdünnt verwendet werden, aber weil diese Krankheit sehr schmerzhaft ist, tupft man nicht mit Watte, sondern sprüht mit einem Zerstäuber die Essenz auf die Haut.

Salbenbehandlung

Combudoronsalbe oder -gelee (im Handel auch als Arnika-Urtica erhältlich) oder »Wund- und Brandgel« wird zur Nachbehandlung von großen Brandwunden oder bei kleinen oberflächlichen Verbrennungen angewendet. Außerdem nimmt man es bei juckendem Hautausschlag und Sonnenbrand.

In manchen Fällen ist es gut, wenn man die Haut mit dünner Gaze bedeckt. Salbe oder Gelee wird nun ziemlich dick aufgetragen, damit die Gaze ja nicht an der Wunde festklebt. Ist das jedoch trotzdem passiert, zieht man sie nicht einfach ab, sondern bringt die neue Salbe darüber an. Die »festgewachsene« Gaze löst sich später von alleine.

Die Zitrone — Citrus media

Der Zitronenbaum — er wächst in den Tropen und Subtropen — ist ein kleiner, weitverzweigter, dorniger Baum. Ebenso wie er seine Zweige weit ausbreitet, verfährt er mit seinen Wurzeln unter der Erde. Er hat dichtes dunkelgrünes Blattwerk, das während des ganzen Jahres grün bleibt.

Während sie blühen, verbreiten die kleinen weißen Blüten einen süßen, betäubenden Duft. Auch die Blätter sind stark aromatisch, aber ihr Duft ist nicht süß und betäubend, sondern eher herb. Die Frucht duftet frisch und kräftig. Die feste, etwas rauhe und lederartige Schale der Zitrone ist hellgelb. Das Fruchtfleisch ist weißlich, die Schale geht an ihrer Innenseite in eine weiße, bitterschmeckende, trockenschwammige Schicht über. Das Fruchtfleisch ist durch weiße Häute in dreieckige Schnitze eingeteilt. Trotz der Wärme des Klimas hat die Frucht keinen Fruchtzucker gebildet, wie man dies erwarten könnte, sondern ist sauer. Die Samen (die Kerne) der Zitrone sind von einem bitteren schleimigen Stoff umgeben. Wenn wir die Pflanze im ganzen betrachten, dann sehen wir, daß der stark nach außen orientierte Charakter, den man bei den Blüten beobachtet, sich hier umkehrt und sich in der Frucht zu einem streng geordneten, zusammenziehenden Prinzip metamorphosiert.

In der Heilkunst bewirkt die Zitrone denselben Prozeß, und zwar dort, wo ein großer Stoffwechselprozeß in einem Bereich entstanden ist, wo er in diesem Maße nicht hingehört. Also überall dort, wo übermäßige Wärmeprozesse eingeschränkt und abgegrenzt werden müssen.

Die Anwendung der Zitrone

Wenn Fieber das Bewußtsein bedroht und der Patient zum

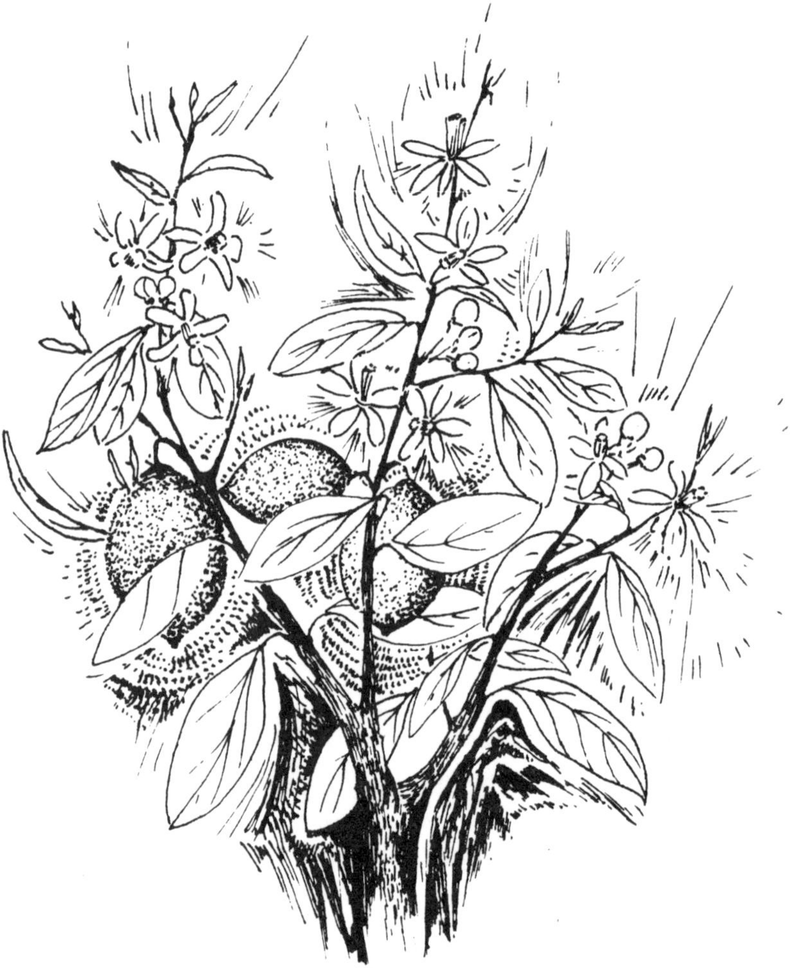

Phantasieren neigt, werden um Fuß- und Unterschenkel Umschläge mit Zitronensaft gemacht. Die zu starke Wärme im Kopf muß zu den Beinen abgeleitet werden. Um dies zu erreichen, kann die folgende Behandlung hilfreich sein.

Beinumschläge (nur bei warmen Füßen)

Material

- Schüssel mit lauwarmem Wasser
- 1 Zitrone
- Küchenmesser
- Umschlagtücher
- Für kleine Kinder ein Paar große Socken
- 2 Handtücher
- 2 Sicherheitsnadeln

Arbeitsweise

Die Zitrone wird in der Schüssel unter Wasser durchgeschnitten. Eine Hälfte wird aus der Schüssel wieder herausgenommen, die andere Hälfte sternförmig eingeschnitten und ausgedrückt. So kommt, außer dem Saft, auch das flüchtige ätherische Öl der Schale ins Wasser.

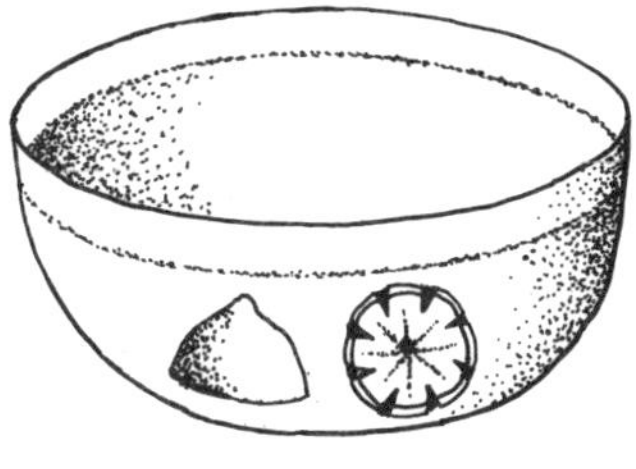

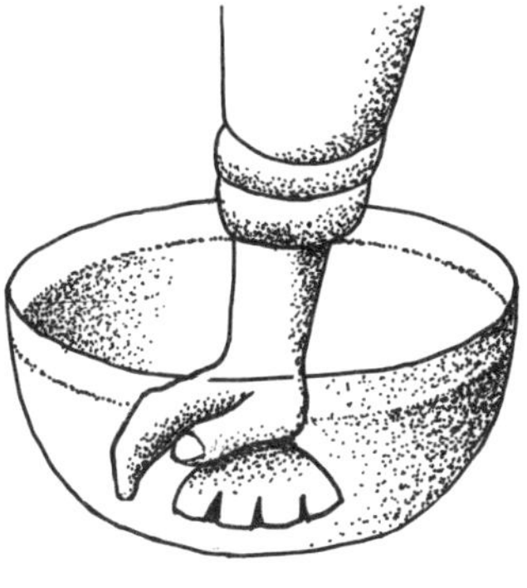

Die Umschlagtücher werden eingerollt und in die Schüssel gelegt.

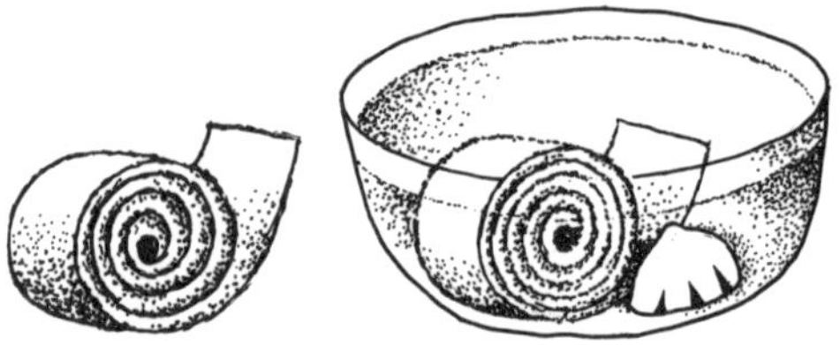

Das Deckbett wird vom Fußende zurückgeschlagen und unter jedes Bein ein Handtuch gelegt. Die Beine müssen bis knapp über die Knie frei sein. Jetzt wird die eine Umschlagrolle fest ausgedrückt und von den Zehen bis zum Knie um das Bein gewickelt. Man muß darauf achten, daß keine Lücken entstehen und auch der ganze Fuß gut eingepackt ist. Jetzt wird das Handtuch um das Bein gelegt und mit der Sicherheitsnadel befestigt. Statt des Handtuchs kann auch ein wollener Schal genommen werden, der wie eine Binde gewickelt wird. Bei kleinen Kindern ist es günstig, über den Umschlag einen großen wollenen oder baumwollenen Socken zu ziehen. Der andere Fuß und das Bein werden auf dieselbe Art behandelt.

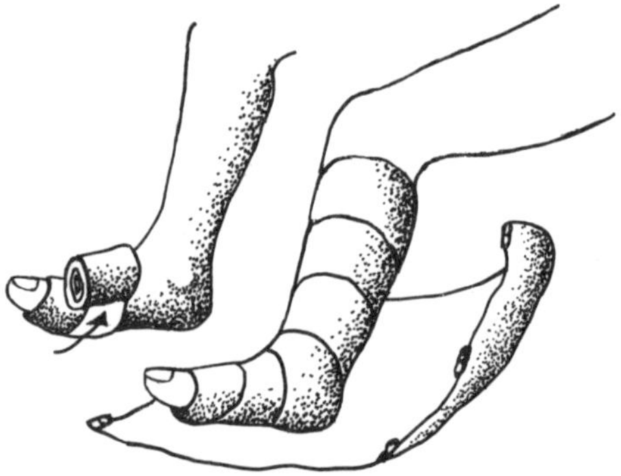

Die Umschläge sollten nach 20 bis 25 Minuten trocken sein. Ist dies nicht der Fall, waren die Umschlagtücher vielleicht nicht genügend ausgedrückt und der Patient hat sogar kalte Füße bekommen. In dem Fall muß der Umschlag sofort entfernt und die Füße mit einer Wärmflasche oder durch Reiben gewärmt werden. Es hängt vom Zustand des Patienten ab, ob die Behandlung sofort oder erst nach einer Weile wiederholt werden kann. Wenn der Patient während der Anwendung eingeschlafen ist, kann man den Wickel an den Beinen lassen, sofern die Tücher trocken sind.

Wird die Behandlung wiederholt, muß eine neue Zitronenhälfte und frisches Wasser genommen werden.

Brustumschlag (bei Bronchitis)

Material

— Schüssel
— kochendheißes Wasser
— Messer und Gabel
— eine Zitrone
— wollenes Tuch, das gut um die Brust paßt
— Umschlagtuch, das gut um die Brust paßt
— Zwischentuch, das gut um die Brust paßt
— Tuch zum Auswringen
— Sicherheitsnadeln

Arbeitsweise

Die Temperatur im Zimmer muß angenehm warm und die Fenster geschlossen sein. Der Patient sollte noch einmal zur Toilette gehen. Das Bett wird folgendermaßen gerichtet: Das wollene Tuch wird paßgerecht mit den daran befestigten Sicherheitsnadeln hinter den Rücken des Patienten hingelegt; darauf kommt das Zwischentuch. Das Umschlagtuch wird auf die richtige Größe gefaltet und von zwei Seiten zur Mitte hin eingerollt. So wird es auf das Auswringtuch gelegt und letzteres wird ebenfalls eingerollt, so daß an den beiden Enden zwei »Ohren« entstehen.

Der Patient macht den Oberkörper frei und wird wieder gut zugedeckt (sonst erkältet er sich inzwischen), die Schultern sollten nicht kalt werden.

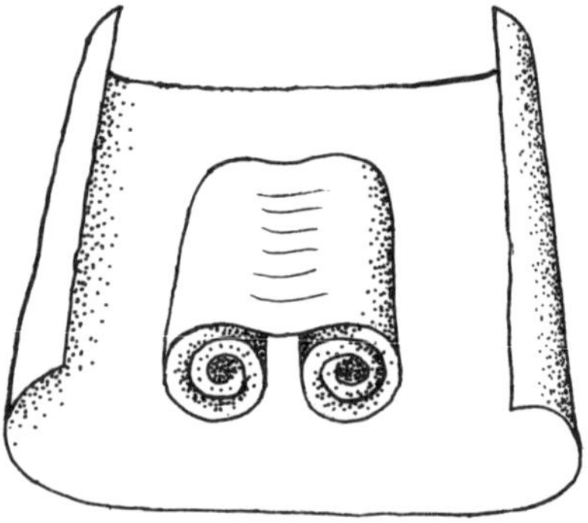

Bei dieser Behandlung nimmt man eine ganze Zitrone. Das kochende Wasser wird in die Schüssel gegeben und die Zitrone mit Messer und Gabel unter Wasser in zwei Hälften durchgeschnitten und außerdem sternförmig eingeschnitten. Danach werden die beiden Hälften, zum Beispiel mit einem Becher, ausgedrückt.

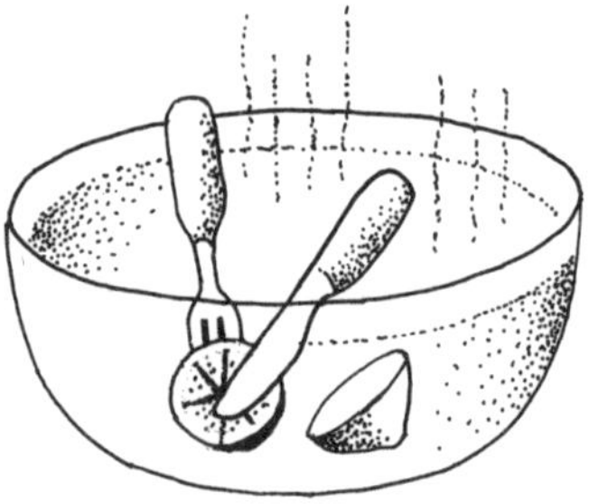

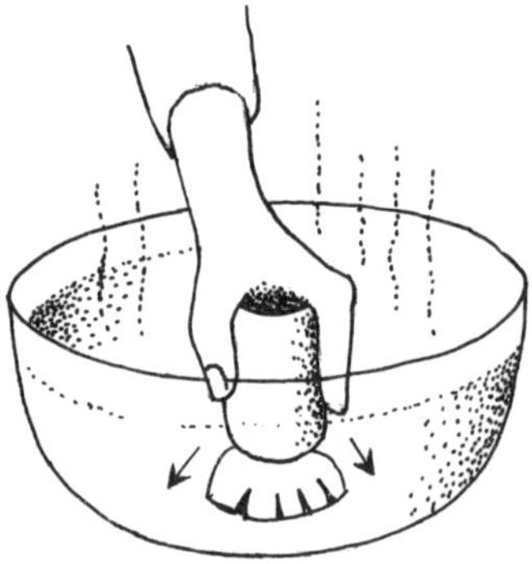

Die gerollten Tücher werden ins heiße Wasser gelegt, wobei die Enden über den Schüsselrand ragen, so daß sie trocken bleiben. Wenn die Tücher sich gut vollgesaugt haben, nimmt man sie an beiden Enden aus dem Wasser und wringt schnell und so kräftig aus, daß kein Tropfen mehr herauskommt.

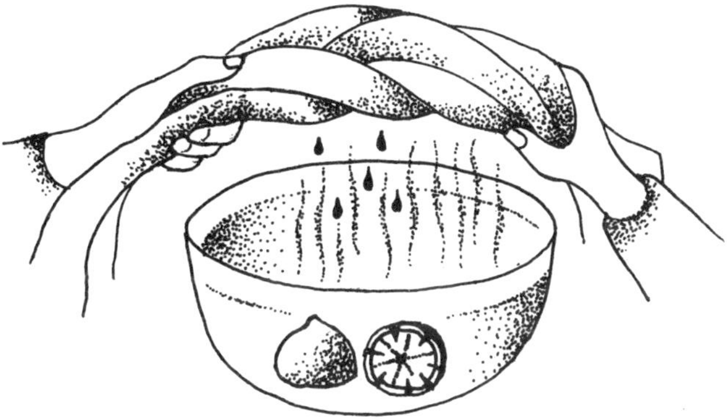

Jetzt setzt sich der Patient kurz aufrecht hin, das Umschlagtuch bleibt noch im Auswringtuch und man probiert vorsichtig am Rücken des Patienten, ob er die Temperatur des Umschlags erträgt. So kann er sich auf die Hitze einstellen. Jetzt wird das Umschlagtuch aus dem Auswringtuch herausgenommen und sehr vorsichtig und langsam um die Brust des Patienten aufgerollt. Ohne daß die Behandlung schmerzhaft ist, muß der Umschlag doch so heiß wie möglich angebracht werden. Vor allem bei Kindern ist dies manchmal schwierig, wenn man aber zu lange wartet, kühlt der Umschlag zu sehr ab.

Wenn das Umschlagtuch um die Brust angebracht ist, werden Zwischen- und Wolltuch darüber gewickelt und mit den Sicherheitsnadeln befestigt. Der Patient bekommt eine Strickjacke oder die Schlafanzugjacke darüber gezogen und wird gut zugedeckt.

Der Umschlag muß mindestens 20 bis 30 Minuten um die Brust bleiben, es sei denn, der Patient empfindet ihn als unangenehm oder er kühlt schneller ab. In dem Fall wird der Umschlag früher entfernt. Wurde das Tuch nicht gut genug ausgewrungen, dann ist zuviel Feuchtigkeit darinnen geblieben und das Ganze schneller abgekühlt.

Wenn der Patient einschläft, ist dieses ein gutes Zeichen und man kann den Umschlag ruhig dranlassen. Sonst wird, wenn die Zeit abgelaufen ist, der Umschlag rasch entfernt und der

Patient warm angezogen. Da es sich dabei um große Temperaturunterschiede handelt, ist es notwendig, daß alle Kleider bereitliegen, damit der Patient sich nicht erkältet. Nach der Behandlung soll der Patient Ruhe haben.

Halswickel (bei Halsschmerzen)

Material

Wie vorhin beschrieben; jetzt muß alles auf die für den Hals passende Größe zurechtgelegt werden.

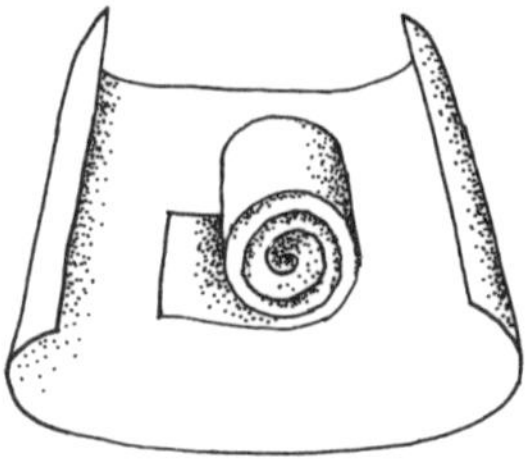

Arbeitsweise

Wie vorhin beschrieben; das Wickeltuch wird nur von einer Seite eingerollt.

Bei *Erkältungen,* bei denen die Schleimhäute des Nasen-Rachen-Raumes irritiert sind, ist es sehr hilfreich, wenn man eine Zitronenscheibe unter dem Fußgewölbe anbringt, mit einem Socken oder kleinen Verband fixiert und über Nacht dortläßt. Diese Behandlung kann die folgende Nacht wiederholt werden.

Durch diese einfache Behandlung wird das Zuviel an Stoffwechselprozessen im Nasen-Rachen-Raum nach dem unteren Pol abgeleitet. Die Qualität der Zitrone dient hier als Vorbild. Bei einem geschwollenen, geröteten Hals können die Bitterstoffe des Salbei helfen, die Form wiederherzustellen; Gurgeln mit Salbeitee oder ein heißer Halswickel sind gute Heilmethoden.

Die Ringelblume — Calendula officinalis

Die ursprüngliche Heimat der Ringelblume ist das Mittelmeergebiet. Dort blüht sie zu allen »Calendis«, also während des ganzen Jahres. Seit dem Mittelalter ist die Ringelblume auch bei uns als Zierpflanze sehr bekannt geworden. Obwohl sie hier nicht während des ganzen Jahres blüht, reicht ihre Blütezeit doch vom Juni bis spät in den Herbst.

Die Pflanze sät sich selber aus und wuchert stark. Der gekrümmte Same keimt leicht. In kurzer Zeit ist eine Pflanze mit ziemlich dicken, spatenförmigen Blättern entstanden. Das Blatt enthält viel Saft, und die untersten Blätter sind oft drüsig behaart. Aus den dicken, plumpen Knospen entfalten sich kräftige orangefarbene Blüten. Das Herz besteht aus Röhrenblüten, von denen die Zungenblüten in strenger Ordnung ausstrahlen. Obwohl die Pflanze lange blüht, dauert die Blütezeit der einzelnen Blüte nur einige Tage. Mit Sonnenaufgang öffnen sich die Blüten, folgen während des Tages der Sonnenbahn und nehmen dadurch ein Maximum an Sonnenlicht auf. Abends schließen sich die Blütenblätter wieder. Zur Herstellung von Heilmitteln werden die Blüten früh morgens, ehe sie sich wieder geöffnet haben, gepflückt.

Auffallend ist der Gegensatz des stark wuchernden, etwas unordentlichen Blattstandes zur streng geordneten Blüte. In der Blüte überwindet die Pflanze den chaotischen, unordentlichen Charakter des Blattstandes. Dies kann man als Bild für die Wirkung der Calendula als Heilpflanze verwenden.

Anwendung von Calendula

Calendula wird dort angewendet, wo »schmutzige Wunden« zur Gesundung angeregt werden sollen, so daß sich neues Ge-

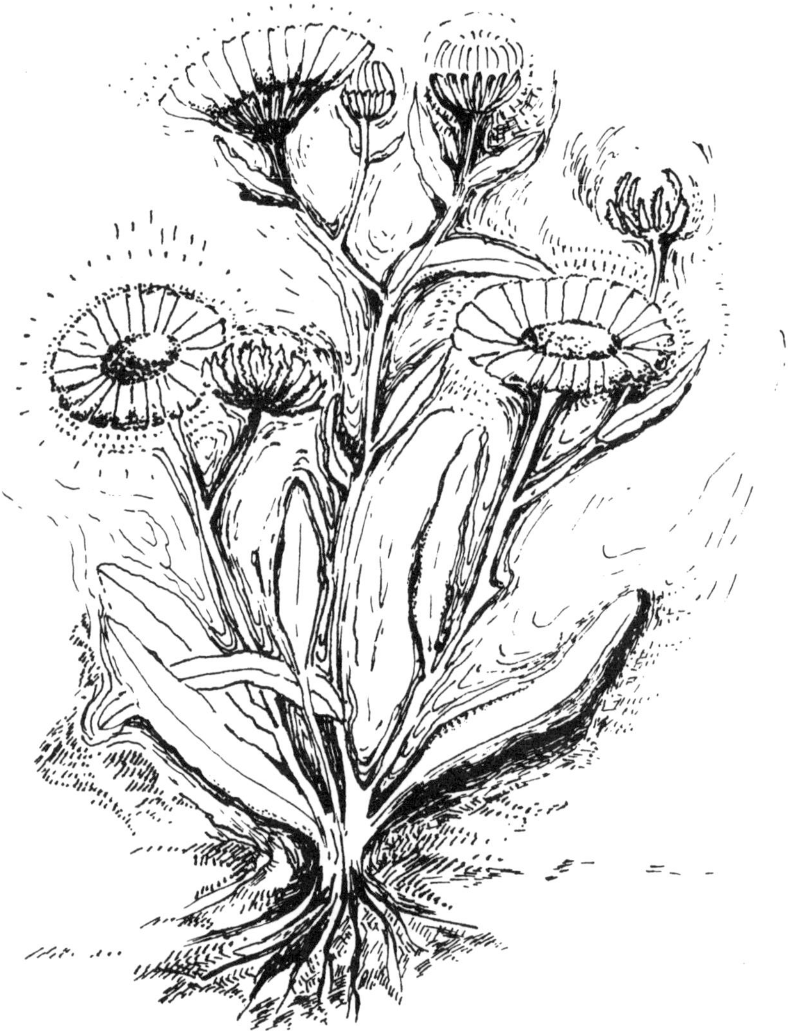

webe bilden kann. Die kranke Stelle wird dann zuletzt wiederum in das Ganze des Organismus aufgenommen.

Kompresse oder Umschlag

Material

- Calendula-Essenz 20%
- Meßbecher
- Schüssel
- Kompressen- oder Umschlagtuch
- Binde zum Befestigen des Umschlags (zum Beispiel Bandafix)
- Handtuch und Plastiktüte

Arbeitsweise

Hände sorgfältig waschen!

Ein Teil Calendula-Essenz wird mit 9 Teilen lauwarmem Wasser verdünnt (Meßbecher). Das Kompressen- oder Umschlagtuch wird in die Schüssel gelegt. Unter den zu behandelnden Körperteil werden, um die Unterlage zu schützen, Handtuch und Plastiktüte gebreitet. Jetzt wird das Tuch leicht ausgedrückt und ziemlich naß auf die Wunde gelegt. Darüber wird die Binde zum Befestigen angebracht. Der Umschlag darf nicht trocken werden, deshalb muß man immer wieder von der verdünnten Calendula-Essenz in den Verband schütten. Das Tuch wird regelmäßig erneuert, da es sich um eine schmutzige Wunde handelt.

Benutzte Tücher werden weggeworfen, das Material, das noch brauchbar ist, muß desinfiziert und anschließend ausgekocht werden.

Ist die Wunde sauber und hat sich neues Gewebe gebildet (man kann dies an dem kleinen rosaroten Rand erkennen, der am Wundrand sichtbar wird), geht man zu Calendula-Salbe

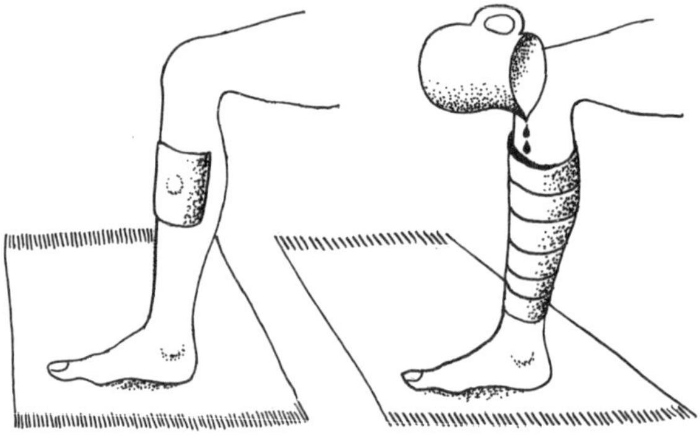

über, weil die ständige Nässe das neue Gewebe wieder aufweichen würde.

Salbenbehandlung

Nachdem die Hände gewaschen wurden, gibt man auf ein Stück Gaze oder Pflaster, eventuell mit einem Spatel, etwas Calendula-Salbe oder -Gelee und legt das Pflaster auf die Wunde. Diese Behandlung ist bei kleinen Schürfwunden, entzündetem Nagelbett und geröteten Babypopos angezeigt.

Die echte Kamille — Matricaria chamomilla

Die Kamille kommt bei uns häufig vor. Man findet sie an Wegrändern, auf unbebautem Land und zwischen Abfällen. Sie liebt keinen humösen, sondern einen kalkhaltigen Boden. Sie braucht Licht, Luft und Sonne. Im Schatten oder in feuchter Umgebung kann die Kamille nicht gedeihen.

Aus dem im Herbst abfallenden Samen wächst eine Blattrosette mit fein gefiederten Blättern. Diese Rosette überwintert, und in der ersten Frühlingswärme wächst daraus eine buschige, volle Pflanze hervor. Sie hat doppelt gefiederte Blätter, deren Zipfel ziemlich weit auseinanderstehen. Durch dies feine Netzwerk von Blättern kann die Sonne bis zum Fuß der Pflanze dringen.

Bei einem Querschnitt der Blätter stellt man fest, daß sie nach unten eingerollt sind, so daß die so leicht erscheinenden Blätter doch ziemlich fleischig sind.

Die langstieligen Blütenköpfchen sind Korbblüten mit einem Kranz von Zungenblüten. Das hochgewölbte Herz hat eine warme gelbe Farbe und ist innen hohl. Dadurch unterscheidet sich die echte Kamille von der unechten. Die weißen Blütenblätter schlagen sich, sobald die Sonne darauf scheint, nach unten, so daß der kegelförmige Blütenboden noch mehr zur Geltung kommt. Die Kamille blüht vom Frühjahr bis in den Herbst lange und reichlich. Das ätherische Öl der Blüten ist, im Gegensatz zu den meisten ätherischen Ölen, die gelb oder rötlich-gelb sind, blau.

Die Kamillenpflanze läßt sich vom Licht-, Luft- und Sonnenelement ganz und gar durchziehen. Sie nimmt die Wärme in sich auf, verträgt sie gut und beherrscht sie vollkommen.

Da, wo der Wärmeorganismus nicht mehr im Gleichgewicht ist, wirkt die Kamille mit ihrer beherrschten Wärme entspannend und »ordnend«.

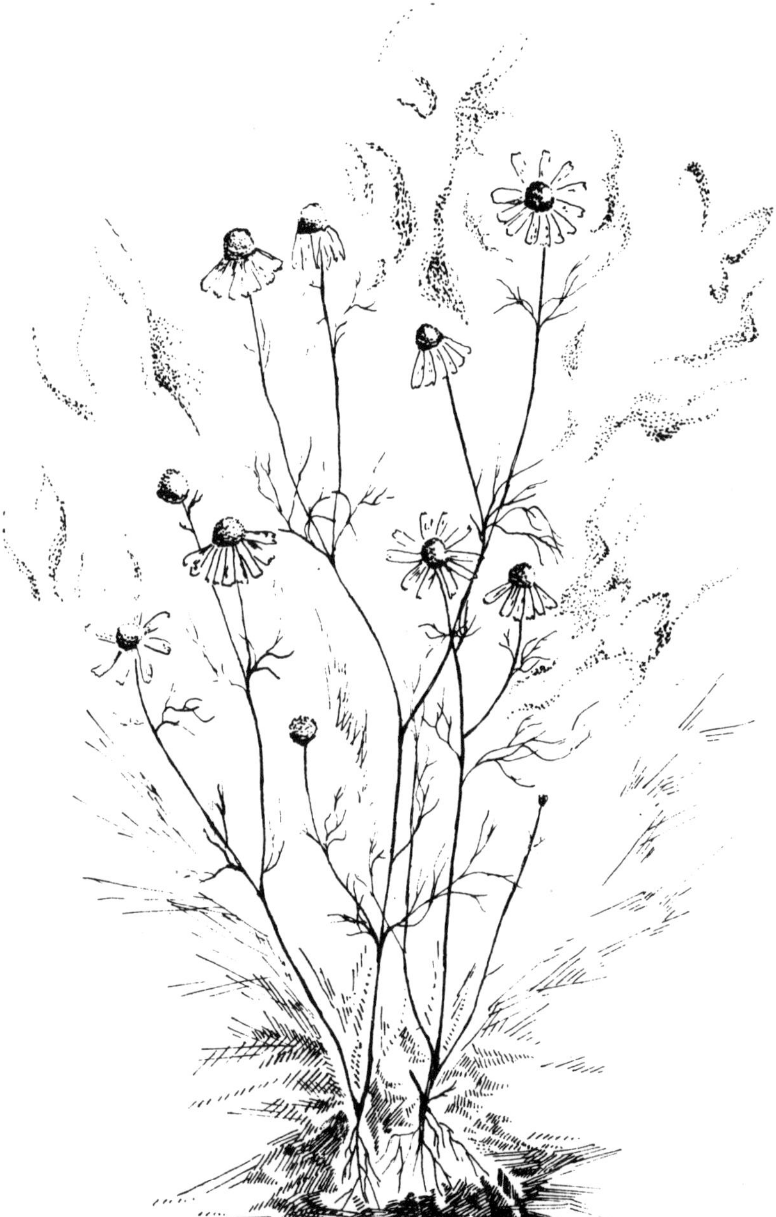

Anwendung von Kamille

Will man dem menschlichen Organismus die Qualität der Kamillenpflanze zugänglich machen, kann man sich verschiedener äußerer Arten der Behandlung bedienen.

Bauchwickel

Material

— Wollenes Umschlagtuch
— Sicherheitsnadeln
— Umschlagtuch
— Zwischentuch
— Auswringtuch
— Kleiner Topf mit Deckel
— Großes Sieb
— Kamillenblüte
— Große Schüssel
— Wärmflasche

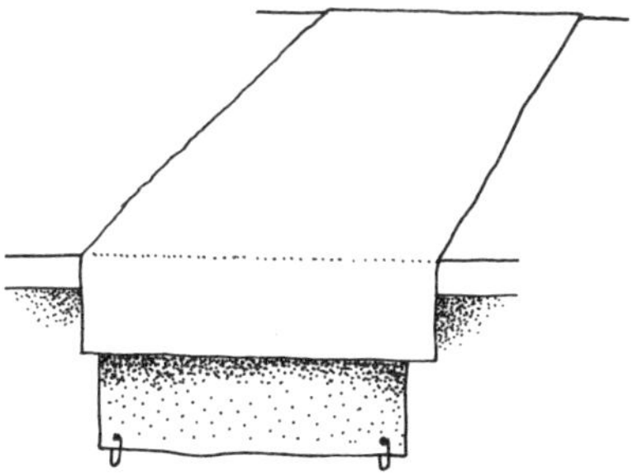

Arbeitsweise

Den Patienten zur Toilette schicken, eventuell dabei behilflich sein (siehe S. 44 ff.). Im Zimmer herrscht eine angenehme Temperatur, die Fenster sind geschlossen, und der Nachttisch ist abgeräumt. Das Bett wird gerichtet, indem das wollene Umschlagtuch mit den daran befestigten Sicherheitsnadeln über das Unterlaken und darüber das Zwischentuch gelegt wird (vgl. Zeichnung).

Der Patient legt sich aufs Bett und hat unter dem Kopf ein oder zwei Kissen. Man kontrolliert, ob die Tücher am richtigen Platz liegen und ob sie die richtige Größe haben. Das Umschlagtuch wird von zwei Seiten zur Mitte, danach ins Auswringtuch eingerollt, so daß die zwei Seiten des Auswringtuches zwei

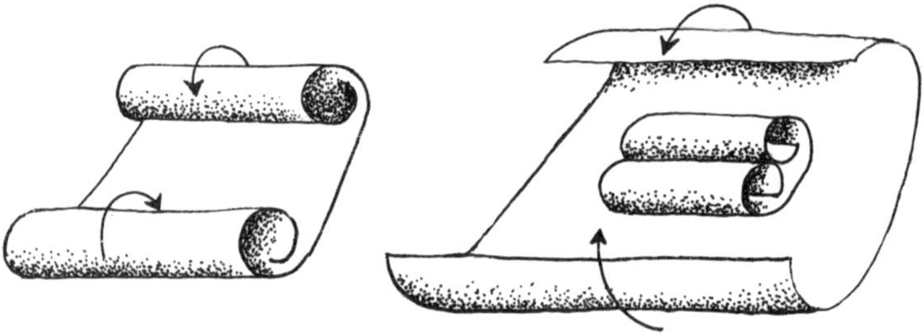

»Ohren« bilden, an denen man nachher den heißen Umschlag auswringen kann. Das ganze Paket wird in die Schüssel gelegt. Die Bekleidung des Oberkörpers wird etwas hochgeschoben, die des Unterkörpers etwas heruntergezogen. Dann wird der Patient wieder zugedeckt, und wenn die Füße kalt sind, gibt man eine Wärmflasche.

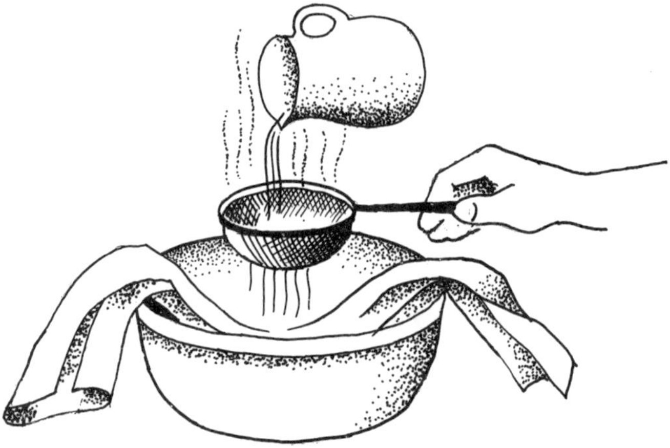

Jetzt wird der Tee zubereitet. Ein Liter Wasser wird zum Kochen gebracht, man gibt eine kleine Handvoll (etwa 5 Gramm) Kamillenblüten hinein, dann nimmt man den Topf vom Feuer und läßt den Tee ungefähr zwei Minuten ziehen. Danach wird er durch das Sieb in die Schüssel geschüttet, in der die eingerollten Tücher bereits liegen. Aufpassen, daß die »Ohren« trokken bleiben. Wenn auch das innerste Tuch gut vollgesaugt ist, wird das Ganze sehr schnell und kräftig ausgewrungen, bis kein Tropfen mehr herauskommt. Letzteres ist sehr wichtig, denn ein zu feuchter Umschlag kühlt schnell ab, ist unangenehm und der Patient kann sich leicht erkälten.

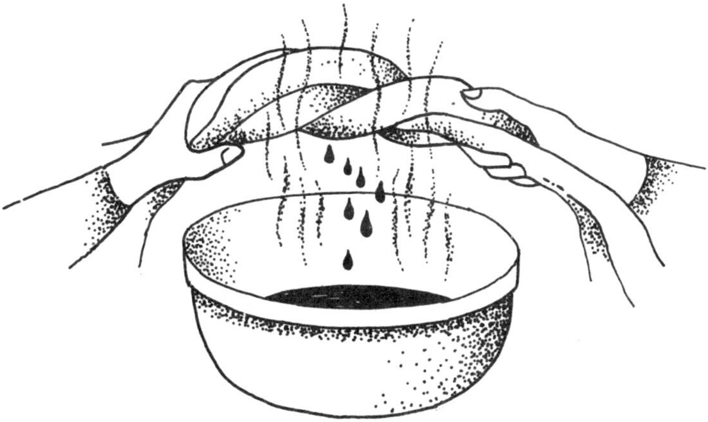

Der Patient setzt sich aufrecht hin und man tupft mit den noch eingerollten Tüchern den Rücken, um die Haut an die Wärme zu gewöhnen.

Dann wird das Auswringtuch weggenommen, mit dem Umschlagtuch tupft man noch einmal den Rücken, legt es etwas ausgerollt hinter den Patienten, der sich vorsichtig darauflegt, und dann rollt man erst das eine, dann das andere Ende über den Bauch. Ohne daß es für den Patienten schmerzhaft sein darf, muß der Umschlag so heiß wie möglich angebracht werden. Schließlich wird das Zwischen- und das Wolltuch darübergeschlagen und mit Sicherheitsnadeln befestigt. Die Tücher müssen gut am Körper anliegen, denn ein zu lockerer Umschlag kühlt schneller ab. Eine wenig gefüllte Wärmflasche, auf den Bauch gelegt, hält den Wickel noch etwas länger warm.

Der Patient wird wieder gut zugedeckt, dabei muß vor allem auf Schultern und Füße geachtet werden. Es muß noch einmal darauf hingewiesen werden, daß eine Behandlung, bei der es um die Wärme geht, auch wirklich warm sein muß. Deshalb ist es notwendig, daß man alles gut vorbereitet und dann schnell arbeitet, ohne zu hetzen.

Der Umschlag muß mindestens 20—30 Minuten am Körper bleiben. Wenn der Patient in der Zeit einschläft, kann man ihn ruhen lassen, denn wenn richtig gearbeitet wurde, trocknen die Tücher am Körper. Nimmt man sie nach der angegebenen Zeit weg, so muß, des Temperaturunterschiedes wegen, wieder schnell gearbeitet werden. Der Patient wird gleich wieder zugedeckt, und er sollte mindestens eine halbe Stunde ruhen.

Bauchkompresse

Für eine Kompresse wird ein kleineres, mehrmals gefaltetes Tuch verwendet. Dieses wird auf den Bauch gelegt und nicht um den Leib gewickelt. Ansonsten ist Material und Arbeitsweise gleich, wie oben beschrieben.

Gegenanzeige

Wenn über die genaue Ursache der Bauchschmerzen Zweifel bestehen, sollte der Arzt um Rat gefragt werden. Bei Durchfall und fiebrigen Bauchschmerzen dürfen keine heißen Umschläge und Kompressen gemacht werden, wenn sie vom Arzt nicht extra verordnet wurden.

Inhalieren

Bei »hartnäckigen« Erkältungskrankheiten kann mit Kamillentee inhaliert werden. Durch das Einatmen erreicht der Kamillendampf die Schleimhaut des Nasen-Rachen-Raumes und bringt die zum Stillstand gekommenen Stoffwechselprozesse des oberen Poles wieder in Bewegung.

Material

— Großes Badehandtuch oder Leintuch
— Handtuch oder Schal
— Große Schüssel
— Kamillenblüten
— Kochendheißes Wasser

Arbeitsweise

Der Raum, in dem inhaliert wird, muß gut geheizt sein, Fenster und Türen müssen geschlossen werden.

Der Patient setzt sich am besten an einen Tisch neben das Bett. Um die Haare wird das Handtuch oder der Schal gewikkelt, und danach legt man das Badetuch (oder das einmal gefaltete Leintuch) über Kopf und Schultern. Damit die Füße nicht kalt werden, sollten Socken oder Hausschuhe angezogen werden, eventuell kann man auch eine Wärmflasche unter die Füße legen.

Man gibt eine Handvoll Kamillenblüten (etwa 5 Gramm) in die Schüssel und überbrüht sie mit einem Liter kochenden Wassers. Die Schüssel wird sofort auf den Tisch vor den Patienten gestellt und das Bade- oder Leintuch über die Schüssel gezogen, so daß das Ganze nach außen gut abschließt und keine »falsche Luft« hereinkann.

Der Dampf wird vom Patienten eingeatmet. Das Inhalieren dauert zehn bis zwanzig Minuten. Danach entfernt man die Schüssel, der Patient trocknet sich das Gesicht ab und legt sich wieder ins Bett. Damit er nicht zu schnell abkühlt, bekommt der Patient ein frisches Handtuch um den Kopf gewickelt. Man legt frische Taschentücher bereit sowie eine Tüte für die gebrauchten.

Wenn die Behandlung richtig ausgeführt wurde, hat der Patient das Gefühl, wieder einen freien Kopf zu haben. Es besteht durch den großen Temperaturunterschied allerdings die Gefahr, daß man sich aufs neue erkältet.

Vorsorge

Viele Menschen sind für Erkältungskrankheiten, besonders die der Luftwege, sehr anfällig. Eine wichtige Ursache dafür liegt in den zentral geheizten Häusern, deren trockene Luft die Schleimhäute austrocknet, wodurch die Neigung zu Erkältungskrankheiten noch erhöht wird. Als Vorsorge kann (im Schlafzimmer) eine Schüssel mit Wasser und einigen Tropfen Eukalyptusöl auf dem Heizkörper zum Verdunsten aufgestellt werden. Wenn das Wasser sich erwärmt, verflüchtigt sich das Öl langsam, und Feuchtigkeit und Öl werden gleichmäßig in der Luft verteilt.

Klistier

Ein Klistier mit Kamillentee kann zum Abführen oder zur Heilung von gereizten Schleimhäuten gegeben werden. Es ist allerdings anzuraten, nur auf Anordnung des Arztes oder in Übereinstimmung mit ihm eine derartige Behandlung vorzunehmen. Für den Fall, daß solch eine Verordnung vorliegt, folgt hier die praktische Anleitung.

Material

— 5 g Kamillenblüten
— Gummiunterlage oder Plastiktüte, um Unterlaken und Matratze zu schützen
— Handtuch
— Irrigator (Einlaufkanne), Ölspritze oder Einlaufballon
— Große Schüssel
— Sieb
— Kleiner Topf mit Deckel
— Badethermometer
— Vaseline
— Bettschüssel oder Topf

Arbeitsweise

Einen halben Liter Wasser bringt man zum Kochen und fügt eine Handvoll Blüten (etwa 5 Gramm) hinzu. Der Topf wird sofort vom Feuer genommen und zugedeckt; ein bis zwei Minuten läßt man ziehen, dann wird der Tee durchgesiebt. Während er auf 37 °C abkühlt, hat man Zeit, die übrigen Vorbereitungen zu treffen. Zuerst wird der Patient zur Toilette geschickt (siehe S. 47 ff.). Danach legt er sich auf die linke Seite, hinter und zum Teil unter das Gesäß wird die Gummiunterlage oder Plastiktüte gelegt, und darüber kommt das Handtuch. Die Gummiunterlage schützt das Bett, das Handtuch ist dazu da, daß der Patient nicht auf der unangenehm kühlen Unterlage liegt.

Welches Instrument auch immer verwendet wird, um den Tee in den Darm einzuführen, es muß zuerst auf seine Funktionsfähigkeit kontrolliert werden. — Das heißt: Gleitet der Spritzenkolben leicht? Ist das Gummi des Ballons in Ordnung usw.? Die Kanüle, die in den After eingeführt wird, wird zuvor mit Vaseline eingefettet. Mit dem Thermometer wird die Temperatur des Tees kontrolliert, sie muß genau 37 °C betragen!

Das Instrument wird gefüllt und die Kanüle befestigt. Der Patient liegt, mit etwas angewinkelten Beinen, auf der linken Seite. Jetzt wird die Kanüle 5—10 cm (bei Kindern 5, bei Erwachsenen 10 cm), auf keinen Fall weiter, in den Darmausgang eingeführt.

Während die Kanüle eingeführt wird, sollte der Patient tief Luft holen, das entspannt und vereinfacht die Behandlung.

Der Tee muß *langsam* in den Darm hineinlaufen; wenn man also eine Ölspritze benutzt, muß der Kolben langsam geschoben werden, der Einlaufballon muß leicht und gleichmäßig gedrückt und die Einlaufkanne nicht zu hoch über dem Patienten gehalten werden.

Wenn der Tee im Darm ist, wird die Kanüle fest zugeklemmt und aus dem Darm genommen. Gummiunterlage und

Handtuch bleiben liegen, alles andere kann aufgeräumt werden. Das benutzte Instrument wird mit heißer Sodalösung gesäubert und desinfiziert. Es ist gut, wenn der Tee so lange wie möglich im Darm bleibt, wenigstens aber zehn Minuten. Danach gibt man dem Patienten die Bettschüssel oder führt ihn zur Toilette. Es ist wichtig, beim Patienten zu bleiben, denn die Möglichkeit besteht, daß ihm durch die Bauchkrämpfe unwohl wird.

Dampfbad bei Blasenerkältung

Bei Blasenerkältung muß man häufig kleine Mengen Wasser lassen, was in diesem Falle mit Schmerzen verbunden ist. Es kann ein Dampfbad mit Kamillentee gemacht werden.

Material

— Decke oder Moltontuch
— Kamillenblüten
— Schüssel, Topf oder Nachttopf
— Kochendheißes Wasser

Arbeitsweise

In Schüssel, Topf oder Nachttopf gibt man eine Handvoll Kamillenblüten. Darüber wird das kochende Wasser gegossen und das Ganze ins WC-Becken gehängt oder gestellt. Danach setzt der Patient sich auf die WC-Brille, wird mit der Wolldecke oder dem Molton gut zugedeckt, so daß sowohl der Kopf als auch die Beine bedeckt sind. Auch die Füße müssen warm sein, also Hausschuhe oder Socken anziehen, oder unter die Füße eine Wärmflasche legen! So bleibt man zehn Minuten sitzen, dann zieht man sich rasch die Schlafanzughose an und legt sich zu Bett. Solch ein Dampfbad kann an zwei, drei Abenden wiederholt werden. Sind die Beschwerden dann nicht vorbei, sollte der Arzt um Rat gefragt werden.

Zahnschmerzen

Bei Zahnschmerzen hat das Spülen mit Kamillentee eine lindernde Wirkung. Man kann auf den schmerzenden Zahn auch eine Kompresse legen. Hierfür nimmt man Mull oder ein dünnes Stück Stoff, gibt einen Teelöffel Kamillenblüten darauf und legt den Lappen zusammen. Diese kleine Kompresse wird auf ein Sieb gegeben und über Wasserdampf gehalten, so daß die Blüten feucht werden. Jetzt wird die Kompresse zwischen das Zahnfleisch und die Wange auf den schmerzenden Zahn gelegt.

Einfacher geht es mit den fertigen Kamillenteebeuteln, die zu kaufen sind. Man verfährt damit genau wie mit der Mullkompresse.

Quark

Quark entsteht, wenn frische Milch sauer wird. Nach einiger Zeit scheidet sich die Milch in eine dicke, säuerliche Masse (den eigentlichen Quark) und eine gelbliche, neutrale Flüssigkeit (die Molke). In diesem sauren und neutralen Milieu können Prozesse sowohl des oberen wie des unteren Pols wirksam werden. Der Quark trocknet auf der Haut ein. Dadurch tritt ein gewisser »Saug-Effekt« ein, durch den gewissermaßen ein »Freiraum« entsteht, in dem ein harmonisches Zusammenspiel der Prozesse beider Pole zustande kommen kann. Bei einer Entzündung (Bronchitis, Furunkel, Mastitis usw.) überschreiten Stoffwechselprozesse ihre Grenzen. Durch die »raumschaffende« Wirkung des Quarks bekommen die Prozesse des oberen Pols die Möglichkeit, formend einzuwirken (über das Saure), so daß das Gleichgewicht wiederhergestellt werden kann. Bei Reizhusten (Asthma) haben sich dagegen Formprozesse des oberen Pols im rhythmischen System »festgesetzt« und verursachen einen Krampf. Auch hier kann Quark (über seine neutrale Qualität) helfen, das »Festsitzende« zu verflüssigen, »Raum« zu schaffen für die Stoffwechselprozesse.

Brustwickel

Material

— Magerquark (Kinder 250 g, Erwachsene 500 g)
— Teigschaber oder Löffel
— 2 Wärmflaschen
— Großes baumwollenes Umschlagtuch
— Doppelt gefaltetes Handtuch
— 2 Sicherheitsnadeln
— Gummi- oder Plastikunterlage
— Moltontuch

Arbeitsweise

Damit der Quark warm wird, legt man den geschlossenen Quarkbehälter zwischen zwei Wärmflaschen, oder man wärmt ihn im Wasserbad. Das Vorwärmen dauert 5—15 Minuten.

Inzwischen wird alles für die Behandlung gerichtet: Fenster schließen und für angenehme Zimmertemperatur sorgen. Das Bett schützt man mit der Gummiunterlage und dem Moltontuch darüber. Abmessen, ob Handtuch und Umschlagtuch die richtige Größe haben. Patient zur Toilette schicken.

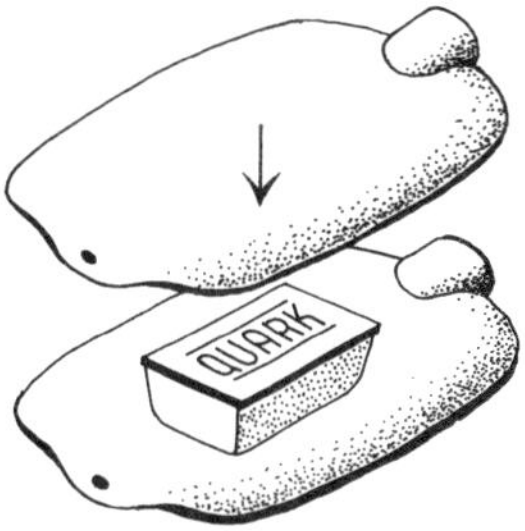

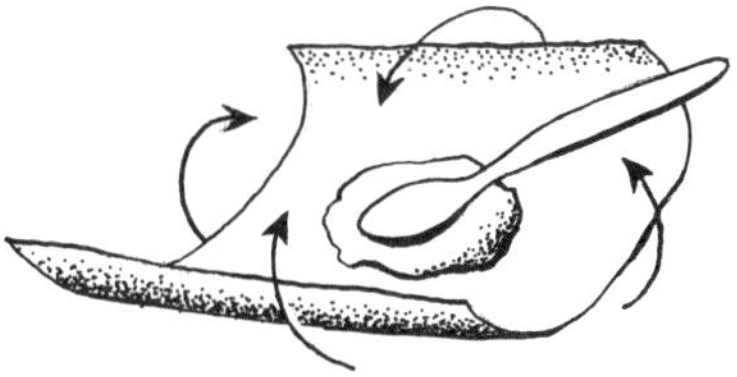

Hat der Quark Körpertemperatur erreicht, wird das Umschlagtuch auf die Wärmflaschen gelegt und der Quark mit dem Teigschaber auf das Tuch gestrichen. So kühlt der Quark nicht so schnell ab.

Wenn der Quark gleichmäßig über das Tuch verteilt ist, wird es an allen vier Seiten eingeschlagen. Das Ganze wird vorsichtig eingerollt, wieder zwischen die Wärmflaschen gelegt. So bringt man es zum Patienten. Man läßt ihn sich aufrecht hinsetzen, so daß der Umschlag vom Rücken zur Brust aufgerollt werden kann. Zwischen Quark und Haut des Patienten befindet sich nur eine Schicht Stoff. Das Handtuch wird darüber mit den Sicherheitsnadeln befestigt. Der Patient wird, auch an den Schultern, gut zugedeckt, und der Umschlag bleibt am Körper, bis er eingetrocknet ist.

Nur wenn der Umschlag als unangenehm empfunden wird, kann man ihn eher entfernen.

Wird der Umschlag entfernt, sollte dies schnell vonstatten

gehen, nach Möglichkeit hat man die Kleider etwas angewärmt. Der Patient muß mindestens eine halbe Stunde ruhen. Der Umschlag wird mit kaltem Wasser ausgespült und das Wasser

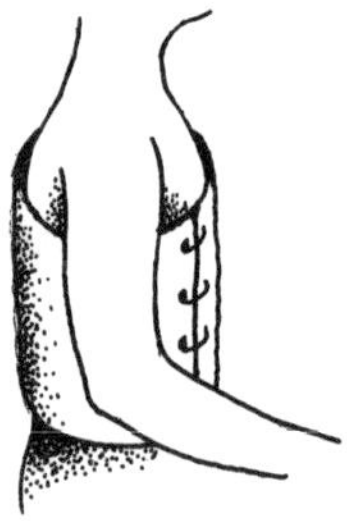

in die Toilette geschüttet. Die Behandlung kann, je nach Art der Erkrankung, täglich oder dreimal pro Woche durchgeführt werden.

Der Wickel kann auch so angebracht werden, daß der Quark direkt mit der Haut in Berührung kommt.

Kompresse

Bei einer Brustentzündung (Mastitis), wie sie bei Wöchnerinnen leicht auftritt, kann eine Kompresse mit Quark gemacht werden. Hier wird der Quark kalt verwendet. Bei einer Mastitis mit Fieber sollte man immer sofort den Arzt konsultieren!

Material

— Kleines Kompressentuch
— Teigschaber oder Löffel

Arbeitsweise

Hände waschen. Bevor das Tuch für die Kompresse benutzt wird, muß es, wegen der Infektionsgefahr, gebügelt werden.

Wenn nicht sorgfältig gearbeitet wird, kann sich die Brust sehr leicht über die Brustwarze, von außen her, aufs neue entzünden.

Das saubere Tuch wird auf ein Handtuch gelegt, und mit dem heiß abgewaschenen Teigschaber oder Löffel wird der Quark auf dem Tuch verteilt. Die Menge des Quarks hängt von der Größe der Brust und der Entzündung ab. Die Kompresse muß die ganze Entzündung gut abdecken. Ist der Quark auf dem Tuch verteilt, werden alle vier Seiten eingeschlagen und die Kompresse so angebracht, daß zwischen Haut und Quark eine Lage Stoff ist. Das Ganze wird mit dem Büstenhalter bedeckt und gehalten. Darüber werden die normalen Kleider angezogen.

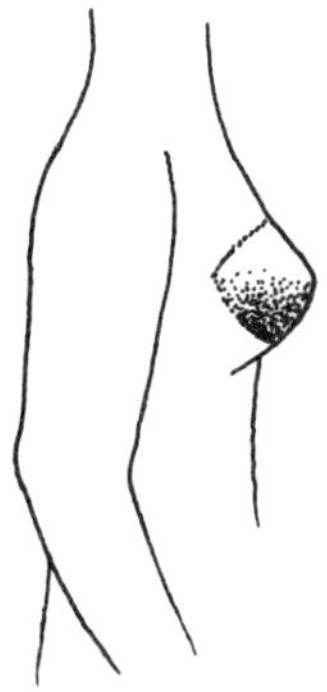

Nach 20 Minuten ist der Quark eingetrocknet und die Kompresse wird entfernt. Das Tuch spült man mit kaltem Wasser aus.

Bemerkung: Die Kompresse *muß* nach 20 Minuten entfernt werden, weil sie sonst warm wird und dann den Entzündungsprozeß eher unterstützt!

Die Behandlung wird ein-, zweimal täglich gemacht und im akuten Fall nach jedem Stillen.

Andere Entzündungen, die man mit Quark behandeln kann, sind Furunkel und Akne. Für Furunkel wird eine kleine, etwas vorgewärmte Kompresse gemacht. Nach der Behandlung werden die Hände gründlich gewaschen.

Akne wird so behandelt, daß man eine Gesichtsmaske herstellt. Eine dünne Schicht kühlen Quarks wird auf dem Gesicht aufgetragen (zum Beispiel ein- bis zweimal wöchentlich) und nach 20 Minuten, wenn der Quark eingetrocknet ist, mit Wasser wieder abgewaschen.

Der Meerrettich — Cochlearia armoracia

Meistens wird diese riesige Pflanze wegen ihrer Wurzel gezogen. Sie kommt jedoch in der Natur auch wild vor. Sie wächst auf sandigem und feuchtem Boden am besten. An der ausgewachsenen Pflanze sind, was die Anordnung betrifft, zwei Blattarten zu unterscheiden: Wurzelblätter, die direkt aus der Wurzel wachsen, und Stengelblätter. Die Wurzelblätter können bis zu einem Meter Länge erreichen und sind unregelmäßig grob gezahnt. Erst wenn die Wurzel der Pflanze ganz ausgewachsen ist, entwickelt der Meerrettich im Frühjahr einen Blütenstengel mit den Stengelblättern. Diese Stengelblätter sind viel kleiner als die Wurzelblätter und leicht gefiedert. Im Herbst verliert die Pflanze alle Blätter.

Der Meerrettich hat am Ende seines Blütenstengels eine Traube von kleinen, stark duftenden weißen Blüten. Der Same dieser Blüten kommt selten zur Reife, denn die Kraft der Pflanze liegt in der Wurzel und hier vermehrt sie sich auch durch Ausläufer. Die Wurzel hat einen scharfen und würzigen Geschmack; man nennt sie auch Pfefferwurzel. Sie ist reich an Vitamin C. Die ganze Pflanze, vor allem aber die Wurzel, enthält ätherisches Öl, das sogenannte Senföl; es ist scharf, prikkelnd und es brennt. Die Wurzel, sonst der kühle Bereich der Pflanze (siehe S. 33 ff.), hat hier Wärmequalität. Zieht man Parallelen zum Menschen, könnte man sagen, die Stoffwechselprozesse spielen sich im Nerven-Sinnes-Gebiet ab. Das Öl der Wurzel verursacht in der Haut (Nerven-Sinnes-Gebiet) eine starke Durchblutung und Wärme (Hyperämie), die die gestauten Stoffwechselprozesse in Bewegung bringen.

Anwendung von Meerrettich

Entzündungsprozesse in Kieferhöhle oder Stirnhöhle können

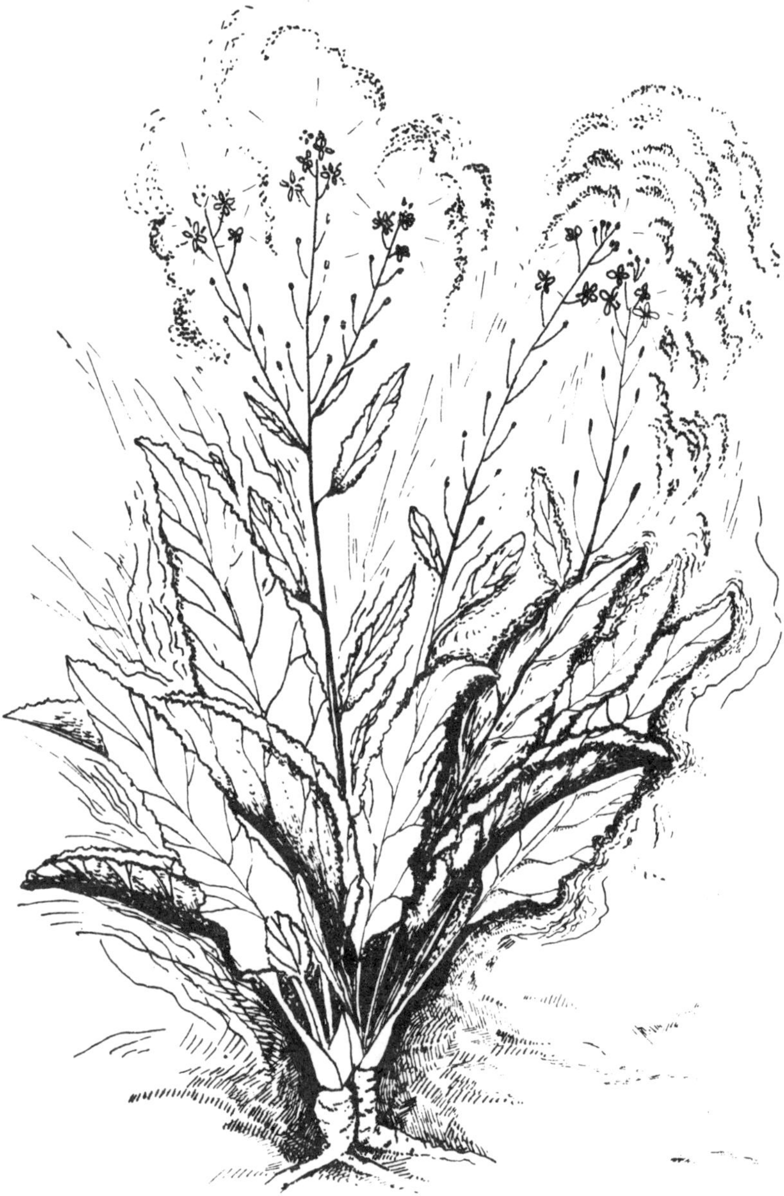

durch äußerliche Behandlung mit Meerrettich abgeleitet werden. Mit dem scharfen Öl der Wurzel regt man auf der Haut so etwas wie eine äußerliche Entzündung an, wodurch die inneren Entzündungsprozesse nach außen abgeleitet werden.

Durch dieses Ableiten entsteht die Möglichkeit, daß das Gleichgewicht zwischen Entzündungs- und Verhärtungsprozessen, das heißt zwischen unterem und oberem Pol wieder hergestellt wird. Mit anderen Worten: Dadurch, daß der Überschuß an »gestauten« Stoffwechselprozessen an der falschen Stelle durch die Wärme der Meerrettichwurzel befreit wird, kann dort das rhythmische System die entgegengesetzten Prozesse wieder ins Gleichgewicht bringen.

Kompresse

(Anwendung unter anderem bei Kiefernhöhlenentzündung)

Material

— Frische Meerrettichwurzel
— Flache Reibe
— Kleine Schüssel
— Küchenmesser
— Kompressentuch
— Vaseline
— Leukoplast

Arbeitsweise

Im allgemeinen kann sich der Patient so hinsetzen oder -legen, wie es für ihn am bequemsten ist. In jedem Fall müssen Zugluft und kalte Füße vermieden werden; warme Füße sind wichtig.

Man nimmt ein kleines Stück der Wurzel, wäscht und schält es. Die Wurzel wird über der Schüssel gerieben. Bei der Behand-

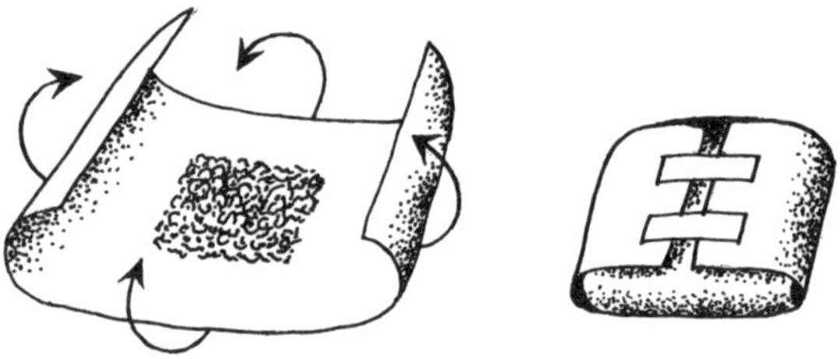

lung der Kieferhöhle wird etwa ein halber Teelöffel geriebene Meerrettichwurzel benötigt. Diese wird in die Mitte des kleinen Kompressentuches gegeben, das Tuch an allen vier Seiten eingeschlagen und mit Leukoplast zugeklebt.

Die Kompresse wird auf die gewünschte Stelle gelegt und vom Patienten festgehalten. Wenn die Kieferhöhlen behandelt werden, streicht man etwas Vaseline auf kleine Stückchen Stoff und »klebt« diese auf die Augen, damit sie vor dem scharfen Geruch geschützt werden und nicht tränen.

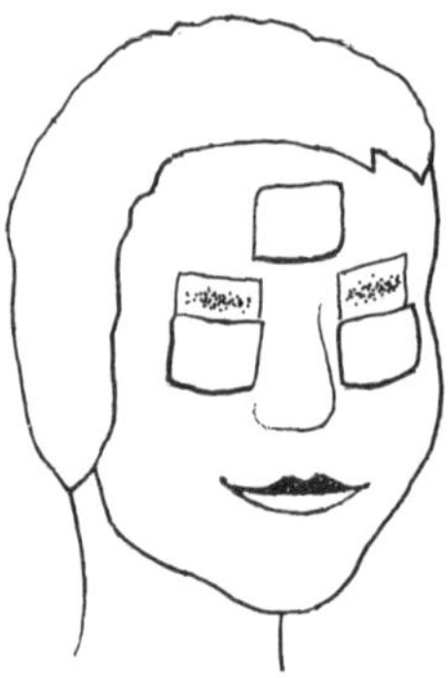

Nach einer Weile stellt sich ein brennendes Gefühl ein (wie lange das dauert, hängt davon ab, wie frisch die Wurzel und wie empfindlich die Haut ist). Der Patient kann die Kompresse selber kurz wegnehmen und dann wieder auflegen, bis die Wirksamkeit der Wurzel nachgelassen hat. Danach können die Tücher ausgespült und eventuell nochmals benützt werden.

Behandlungen mit Meerrettich dürfen nur einmal pro Tag gemacht werden. Man fängt immer mit einer kurzen Behandlung an, damit man sieht, wie stark die Wurzel ist und wie die Haut des Patienten reagiert. Es kann sein, daß die scharfe Wärme noch nachwirkt und sie kann sogar Brandwunden verursachen. Auf jeden Fall ist es gut, wenn vorsichtig zu Werke gegangen wird. Weil also die Gefahr von Brandwunden groß ist, ist es richtig, wenn der Patient die Kompresse selber festhält, denn er spürt am besten, wann er sie entfernen muß. Die Kompresse darf *niemals festgeklebt* werden.

Frischer Meerrettich ist nur im Herbst und Winter zu bekommen. Am besten wird er in einem Blumentopf mit Erde, oder gut in Papier verpackt, im Gemüsefach des Kühlschrankes aufbewahrt. Wenn es keinen frischen Meerrettich gibt, kann auch Pulver verwendet werden. Es wirkt nicht so stark und die Gefahr, daß Brandwunden entstehen, ist geringer. (Man kann also bei Patienten, die auf frischen Meerrettich zu heftig reagieren, das Pulver verwenden.)

Für eine Kiefernhöhlenkompresse werden 2 Teelöffel Pulver mit etwas Wasser in einem Glas oder einer Tasse angerührt, bis keine Klümpchen mehr da sind und der Brei gleichmäßig angefeuchtet ist. Der angerührte Meerrettichbrei wird auf das Kompressentuch gegeben und das Tuch an allen vier Seiten zugeklebt. Solche Kompressen werden von der Haut meist länger vertragen.

Die Senfpflanze

Die weiße und die schwarze Senfpflanze (Sinapis alba und Sinapis nigra) werden beide gezüchtet, kommen aber auch wild in der Natur vor. Den weißen Senf sieht man selten wild wachsen, wogegen der schwarze ziemlich häufig, meist auf kargem und salzigem Boden, vorkommt. Die Pflanze braucht einen offenen und hellen Standort. Weil Licht lebensnotwendiger ist als Wärme, wächst der Senf auch hoch im Norden; in der Wärme der Tropen kommt er nicht vor. Der schwarze Senf ist eine staksige, große Pflanze, die 80—100 cm groß werden kann. Der weiße Senf ist etwas kleiner. Die Blätter sind groß und unregelmäßig eingeschnitten, die oberen Blätter sind schmal.

Beide Arten haben einigermaßen süß duftende, gelbe Blüten, die von den Bienen gerne aufgesucht werden. Der Farbe des Samens haben die Senfpflanzen ihren Namen zu verdanken: Der weiße Senf hat cremefarbene, der schwarze bringt schwärzlich-braune Samen hervor. Der Same enthält viel ätherisches, scharfes, anregendes und brennendes Öl, das Senföl. In ziemlich kurzer Zeit entwickelt sich aus dem kleinen Samen eine kräftige Pflanze, sie bildet Knospen, blüht und entwickelt Samen. Inzwischen sind schon wieder neue Knospen da, die auch blühen. Die Pflanze trägt also gleichzeitig, wie das häufig bei Kreuzblütlern der Fall ist, Knospen, Blüten und Samen. Es ist ein Zeichen von großer Vitalität, wenn auf kargem Boden ein solcher Prozeß so schnell zustande kommt. Diese Lebenskraft kommt auch in dem anregenden und brennenden Öl zum Ausdruck. Bringt man den Samen in gemahlener Form auf die Haut, so entsteht dort eine starke Reaktion, eine erhöhte Blut- und Wärmezufuhr (Hyperämie). Innere Entzündungen werden abgeleitet und aus ihrer Isolierung geholt.

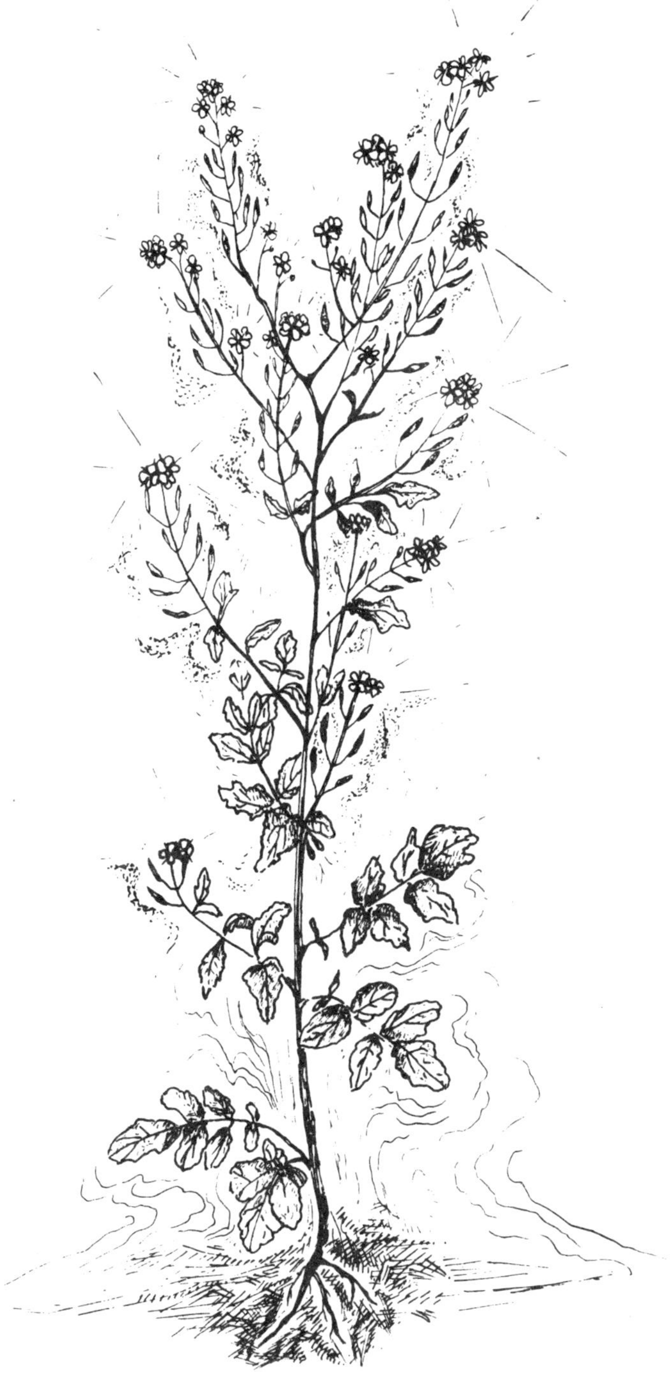

Senfanwendung

Mit äußerlichen Senfbehandlungen können gestaute Stoffwechselprozesse aus dem »bedrohten« Bereich abgeleitet werden. Der Senf regt die Haut an und ruft damit einen kräftigen Blutzustrom (Hyperämie) hervor. Man kann auf verschiedene Arten ableiten. Wenn sich im oberen Pol Stoffwechselprozesse gestaut haben, so kann man diese Prozesse mit Hilfe eines Senf-Fußbades zum unteren Pol ableiten (bei Stauungsmigräne, bei chronisch angeschwollenen Nasen-Rachen-Schleimhäuten und als Unterstützung einer Meerrettichbehandlung bei Kieferhöhlenentzündungen). Gestaute Stoffwechselprozesse im rhythmischen System können auch durch einen Senf-Brustwickel oder eine Kompresse an den Rumpf selber abgeleitet werden (z. B. bei Bronchitis oder Lungenentzündung). Da die Behandlungen mit Senf immer ein gewisses Risiko in sich tragen, muß mit Nachdruck darauf hingewiesen werden, daß man sie nur in Übereinstimmung mit dem Arzt anwenden darf. Hier werden einige praktische Hinweise gegeben, damit die Risiken sich auf ein Minimum beschränken.

Brustwickel

Material

— 3 Handvoll Senfmehl. Für Kinder wird die Hälfte genommen. Wir gehen davon aus, daß weißes Senfmehl verwendet wird. Ist schwarzes Senfmehl vorhanden, reicht die Hälfte der angegebenen Menge.
— Großes baumwollenes Umschlagtuch, das gut um die Brust paßt
— Großes Badetuch, das gut um die Brust paßt
— 2 Sicherheitsnadeln
— Zum Schutz für das Bett eine Plastiktüte und ein Handtuch

— Große Schüssel
— 2 Achseltücher
— 2 Brustwarzentücher
— Vaseline
— Wecker oder Eieruhr

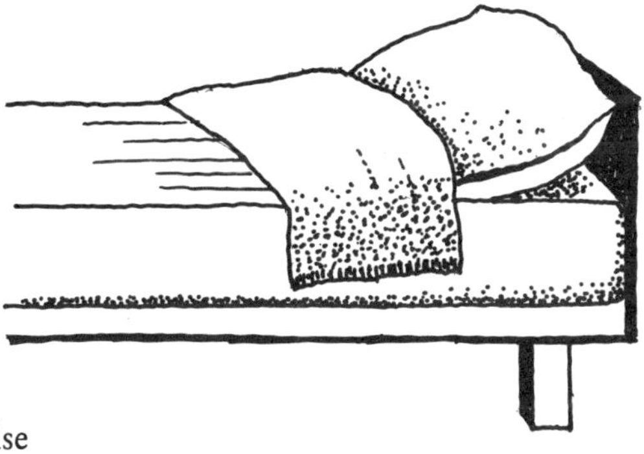

Arbeitsweise

Das Behandlungszimmer ist gut temperiert, und die Fenster sind geschlossen. Der Patient sollte noch einmal zur Toilette gehen, oder man gibt ihm die Bettschüssel (siehe S. 46 ff.). Der Nachttisch wird abgeräumt. Das Bett wird folgendermaßen gerichtet: Auf ein Kopfkissen wird die Plastiktüte und darüber das Handtuch gebreitet. Auf dem Nachttisch werden die zwei Achseltücher und die zwei Brustwarzentücher, letztere mit Vaseline versehen, bereitgelegt (auch für Männer). Hinter dem Rücken des Patienten wird das große, mit Sicherheitsnadeln versehene Badetuch ausgebreitet und gleich ausprobiert, ob es um die Brust reicht.

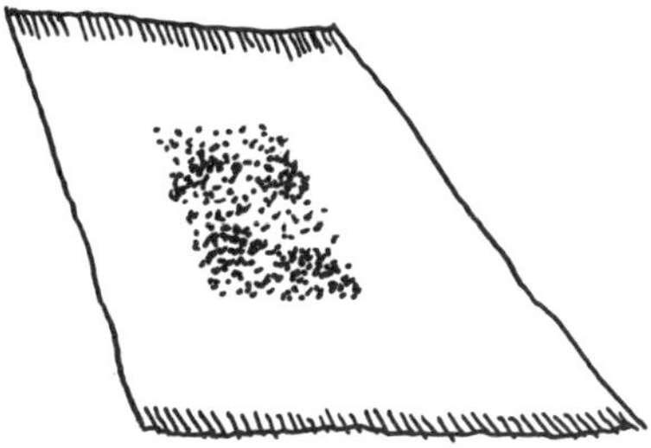

Das große Umschlagtuch wird ausgebreitet auf den Tisch gelegt und die angegebene Menge des Senfmehls darauf gegeben. Mit der Hand wird es gleichmäßig ausgestrichen, so daß in der Mitte des Tuches eine gleichmäßig dicke Schicht Senfmehl ist. Alle vier Seiten werden großzügig übereinander geschlagen, so daß kein Senfmehl herausrieseln kann. Das Ganze wird von den Seiten zur Mitte eingerollt, und diese dicke Rolle wird in eine Schüssel gelegt. Sie wird mit warmem, nicht heißem Wasser übergossen, und man läßt es gut einweichen.

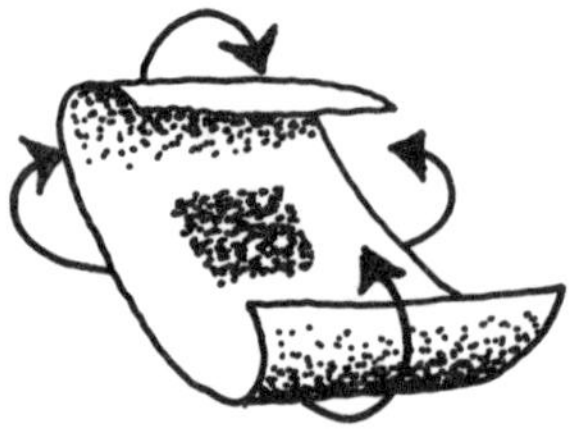

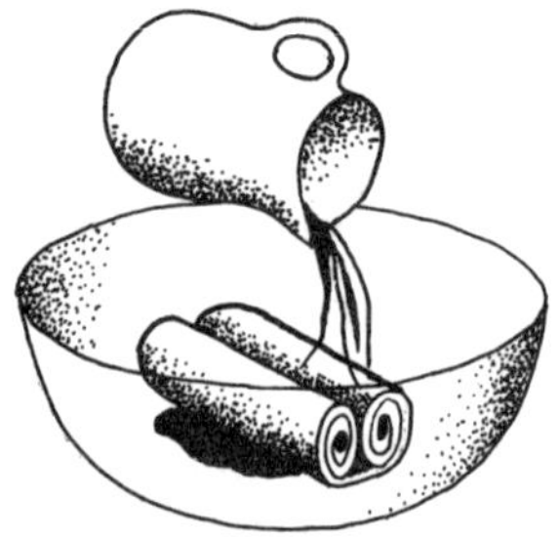

Danach wird die Rolle vorsichtig und gut ausgewrungen, bis kein Tropfen mehr herauskommt (vorsichtig, damit der Stoff nicht reißt). Das jetzt gelb gewordene Wasser wird ausgeschüttet und die Rolle wieder in die Schüssel gelegt. Damit geht man zum Patienten.

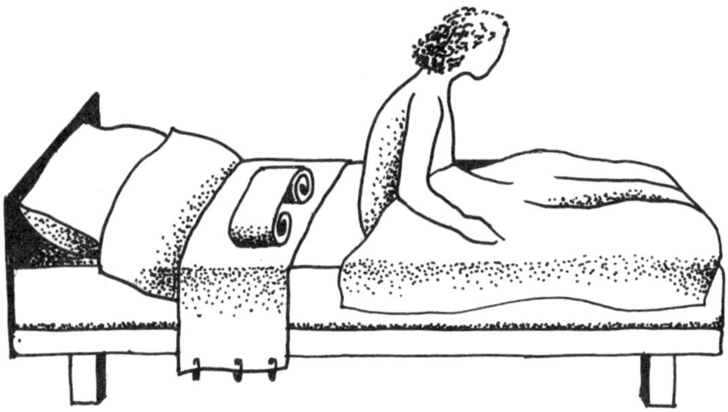

Der Patient sitzt mit freiem Oberkörper aufrecht im Bett. Die Rolle wird so hinter seinen Rücken gelegt, daß nachher beim Aufrollen zwischen Senf und Haut des Patienten nur *eine* Stoffschicht ist. Der Umschlag wird ein wenig aufgerollt und der Patient legt sich darauf. Jetzt werden die zwei kleinen Tücher in die Achselhöhlen und die anderen zwei mit Vaseline versehenen Tücher auf die Brustwarzen gelegt.

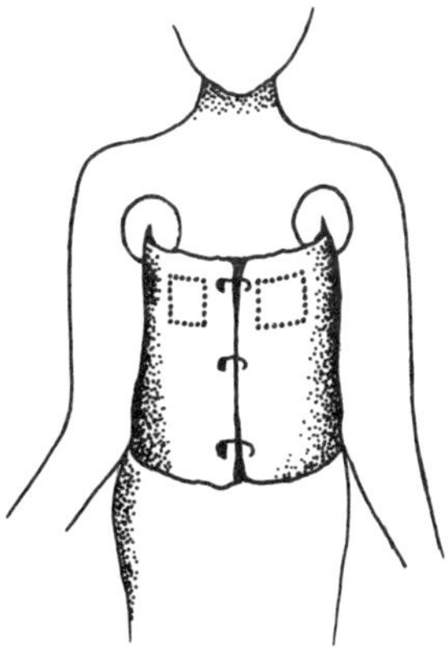

Der Umschlag wird nach vorne um die Brust aufgerollt. Schließlich wird das Badetuch darübergeschlagen und mit den Sicherheitsnadeln festgesteckt. Mit dem Handtuch, das über dem Kissen liegt, werden die Schultern bedeckt, und auch sonst wird der Patient gut zugedeckt. Man schaut auf die Uhr und bleibt im Zimmer, was unbedingt notwendig ist, denn wenn der Patient ein brennendes Gefühl bekommt, muß der Wickel sofort entfernt werden. Bei schwarzem Senfmehl wird dies sehr schnell eintreten, bei weißem dauert es länger; überdies hängt alles davon ab, wie frisch das verwendete Material ist. Bei der ersten Behandlung ist es ratsam, den Umschlag nach einigen Minuten wegzunehmen, auch wenn der Patient noch nichts spürt, damit keine Brandwunden entstehen. Jede Haut reagiert ganz individuell. Manchmal treten Brandwunden auf, auch wenn der Patient anfangs noch wenig gespürt hat, denn die Reizwirkung des Senfs macht sich unter Umständen erst nach einigen Stunden richtig geltend und dann können sich noch Verbrennungen einstellen. Vorsicht ist geboten!

Der Umschlag wird rasch entfernt, und man hat darauf zu achten, daß der Patient sich nicht erkältet. Wenn man geschickt genug ist, kann mit schnellen, leichten Bewegungen mit einem feuchten Waschlappen über die behandelte Stelle gewischt werden. Danach wird die Haut leicht und rasch mit einem guten Öl, zum Beispiel Johanniskrautöl, eingerieben. Dann hilft man dem Patienten beim Ankleiden und deckt ihn, vor allem an den Schultern, gut zu. Jetzt sollte der Patient ruhen. Sollten sich unerwartet doch Verbrennungen einstellen, wird die Haut am besten mit einer Brandsalbe oder einem Gelee (siehe S. 72) behandelt.

Bemerkung: Senfmehl muß in gut verschlossenen Gefäßen aufbewahrt werden. Will man die Senfkörner selber mahlen, geht dies in einem Handmahlgerät am besten. Ein elektrisches Gerät kann, durch das freiwerdende ätherische Öl, anbrennen.

Die Umschlagtücher sollten gut ausgespült werden. Der Eimer wird in die Toilette geleert, damit der Abfluß des Waschbeckens nicht verstopft.

Kompresse

Für eine Kompresse wird die entsprechende Menge Senfmehl auf ein kleineres Tuch gegeben und auf die angegebene Stelle gelegt. Ansonsten sind Material und Arbeitsweise gleich wie vorher beschrieben.

Fußbad

Bei Migräne haben sich die Stoffwechselprozesse massiv im oberen Pol ausgebreitet. Gegen die Kopfschmerzen, die auch mit Übelkeit einhergehen, kann ein Senffußbad wirksam sein.

Die Stoffwechselprozesse werden nach dem unteren Pol abgeleitet.

Material

— Senfmehl. Für Erwachsene nimmt man 2—3 Handvoll weißes oder 1—2 Handvoll schwarzes Senfmehl. Für Kinder jeweils die Hälfte der angegebenen Menge.
— Gefäß für das Fußbad
— Handtuch
— Badethermometer

Arbeitsweise

Das Gefäß für das Fußbad muß derart beschaffen sein, daß die Füße des Patienten mit ihrer normalen Standfläche hineinpassen und der Rand des Gefäßes bis zu den Knien reicht. Der Name Fußbad ist zwar gebräuchlich, besser wäre aber, man spräche von »Unterbeinbad«. Zur Not nimmt man zwei Eimer und stellt je ein Bein in einen Eimer. Eimer oder kleine Wanne werden am besten in die Bade- oder Duschwanne gestellt, sonst kann auch eine Badematte oder ein Bodenlumpen unterlegt werden. Man füllt das Fußbad mit Wasser von 37 °C (mit dem Badethermometer kontrollieren), bis das Gefäß ³/₄ voll ist. Jetzt wird das Senfmehl dazugegeben und so lange umgerührt, bis es nicht mehr klumpt. Der Patient setzt sich auf den Wannenrand oder auf einen Stuhl und stellt die Füße ins Wasser. Man achtet darauf, daß eventuell hochgerollte Hosenbeine nicht abschnüren. Die Schultern werden gut zugedeckt, der Rücken gestützt, und über die Knie sowie über den Rand des Fußbades wird ein Handtuch gebreitet. So erreicht man, daß die Knie warm bleiben oder werden, das Wasser nicht zu rasch abkühlt und keine Senfdämpfe eingeatmet werden, was Übelkeit hervorrufen könnte.

Indem man hin und wieder etwas warmes Wasser nachlaufen

läßt, hält man die Temperatur auf 37 °C, sie darf nicht absinken.

Die Behandlung dauert 15—20 Minuten, das ist jedoch vom Zustand des Patienten, der Stärke des Senfmehls und von der Reizwirkung abhängig. Auch bei Senffußbädern können Verbrennungen entstehen, wenn nämlich zuviel Senfmehl oder zu warmes Wasser benutzt werden. Vor allem darf dem Patienten nicht zugemutet werden, daß das Fußbad länger dauert, als er es gut vertragen kann. Nach der Behandlung werden die Senfreste mit angenehm warmem Wasser von den Beinen, vor allen zwischen den Zehen, gut abgespült und die Beine abgetrocknet. Am besten zieht der Patient jetzt Socken an und geht zu Bett. Wenn nötig, kann auch eine Wärmflasche gegeben werden. Die Vorhänge werden zugezogen und Geräusche nach Möglichkeit vermieden, damit auch die Sinne zur Ruhe kommen.

Das Fußbad wird in der Toilette ausgeleert.

Die Zwiebel — Allium cepa

Ursprünglich stammt die Zwiebel aus dem Orient, wird aber schon seit Jahrhunderten als Nahrungsmittel überall auf der Welt angebaut. Die Zwiebel besteht aus gleichgestaltigen Schalen, wovon jede von einem seidigen Häutchen umgeben ist. Die äußerste Schicht ist papierartig und undurchlässig. Die Wurzeln der Pflanze sind klein und reichen nicht tief in die Erde. Im ersten Jahr blüht die Zwiebel noch nicht. Im Frühling bilden sich einige röhrenförmige Blätter, die noch niedrig bleiben. Die Pflanze ballt all ihre Kraft in der Zwiebel zusammen und erst im zweiten Jahr schießt der blattlose Blütenstengel hoch über die Erde hinaus. An seinem Ende entfaltet sich der kugelige, grünlich-weiße Blütenstern, wovon jede einzelne Blüte die Form eines Sechssterns hat. Die ganze Pflanze durchzieht der bekannte »Lauchduft«. Vor allem hat die Zwiebel einen hohen Schwefelgehalt, der die menschlichen Stoffwechselprozesse anregt.

Von einer Pflanze, die solche stoffwechselanregenden Qualitäten hat, würde man erwarten, daß sie farbig blüht (siehe S. 36 ff.), aber bei Allium cepa trifft dies nicht zu. In den gleichgestalteten Schalen, aber vor allem in der durchgestalteten Art der Blüte, zeigt sich die Formkraft, mit der die Pflanze ihren Überfluß an Schwefel beherrscht. Entzündungen, vor allem im Kopf- und Brustraum, werden durch die Formqualität, die sich deutlich in der Zwiebel zeigt und die sich im entsprechenden Gebiet, nämlich zwischen den Blättern und der Wurzel, befindet, überwunden.

Anwendung der Zwiebel

Aus dem oben beschriebenen Bild der Zwiebel wird deutlich,

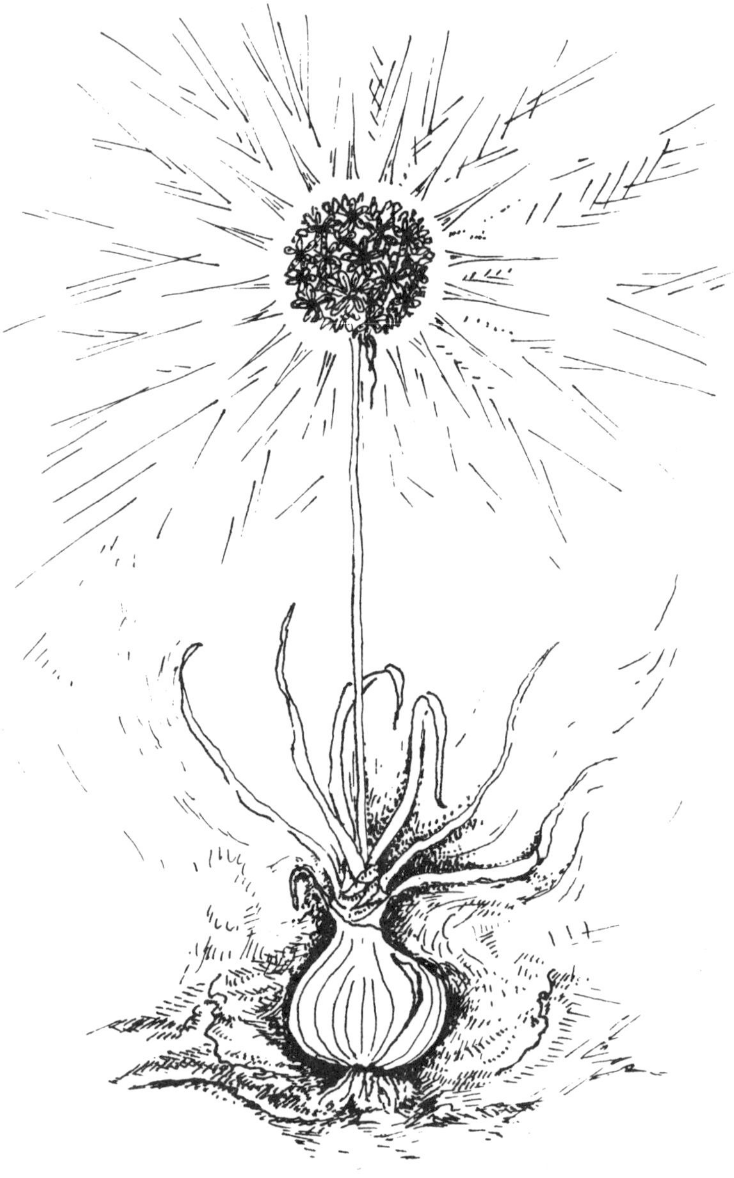

daß diese Qualitäten, äußerlich angewendet, einen Entzündungsprozeß durchbrechen können. Die Pflanze gibt dem Organismus ein Beispiel, wie er mit der Schwefel- und Formqualität umgehen muß. Eine Zwiebelkompresse kann zum Beispiel bei einer Ohren- oder Gelenkentzündung gegeben werden.

Kompresse

Material

- Zwiebel
- Messer
- Brettchen
- Kompressen- oder Taschentuch
- Leukoplast
- Elastische Binde oder Tuch, um die Kompresse zu fixieren
- Bei Ohrenschmerzen außerdem physiologische Salzlösung mit Pipette

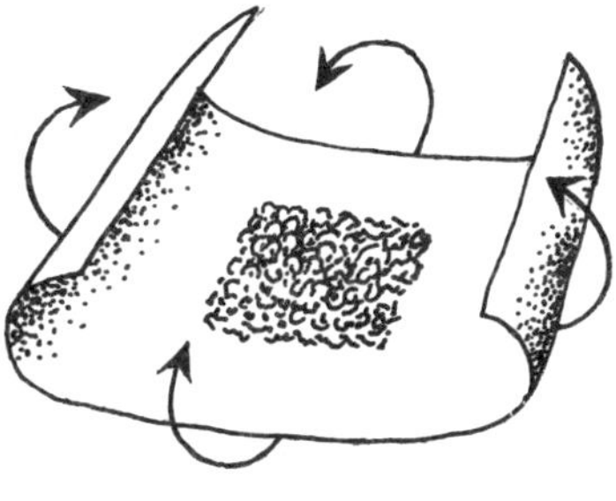

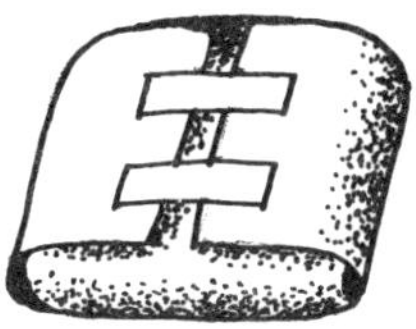

Arbeitsweise

Die Zwiebel in kleine Stücke feinschneiden, in die Mitte des Kompressentuches legen, alle vier Seiten übereinander schlagen und mit Leukoplast zukleben, so daß keine Zwiebelstückchen aus dem Paket herausfallen können. Die Kompresse wird auf oder hinter dem Ohr angebracht und mit einer Binde oder einem Tuch fixiert. Bei Kindern ist das gute Befestigen manchmal problematisch. Man kann eine Windel als Kopftuch verwenden, das man unter dem Kinn kreuzt und im Nacken verknotet. (In diesem Fall keine Wolle verwenden, weil sie irritiert.)

Die Kompresse sollte einige Stunden hinter dem Ohr bleiben. Dort, wo es sich um äußere oder innere Entzündungsprozesse handelt, darf die Kompresse *nie* mit Pflaster befestigt werden. Es entstehen dann leicht Hautreizungen.

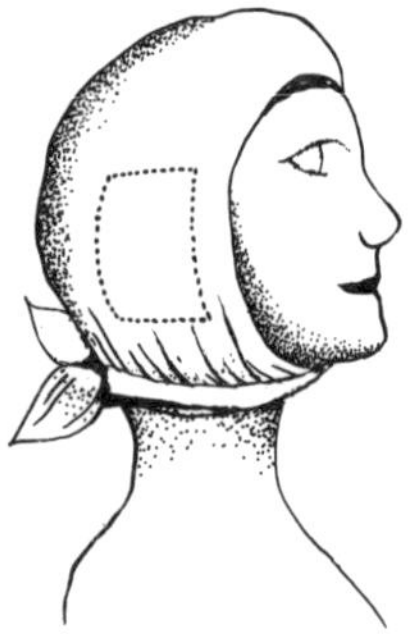

Bemerkung: Bei Ohrenschmerzen muß man mindestens viermal am Tage die Nase mit physiologischer Salzlösung (0,9 %) eintröpfeln, damit sich die Entzündungsflüssigkeit aus dem Mittelohr nicht staut und durch die eustachischen Röhren abfließen kann. (Physiologische Salzlösung 0,9 % ist in der Drogerie oder in der Apotheke erhältlich.)

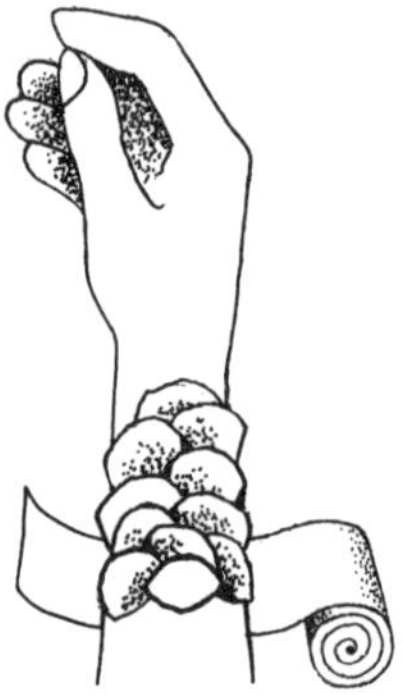

Bei einer Gelenk- oder Sehnenscheidenentzündung können die Schalen der Zwiebel auch flach gequetscht und dachziegelartig übereinander auf die Haut gelegt werden; dazu braucht man kein Tuch, sondern nur einen fixierenden Verband.

Im allgemeinen schafft eine Zwiebelkompresse rasch Linderung der Schmerzen. Ist dies nicht der Fall, muß der Arzt um Rat gefragt werden. Man sollte vor allem bei Ohrenschmerzen nicht zu lange warten, damit das Mittelohr nicht gefährdet wird.

Salzabwaschung

Diese Behandlung soll übermäßige Flüssigkeitsprozesse (z. B. chronischen Schnupfen) auf ein Mindestmaß reduzieren. Dadurch, daß die ganze Haut behandelt wird, werden die eigenen Grenzen wieder deutlicher spürbar. Diesen Vorgang unterstützt die helle Struktur des Salzes, die so dem Organismus als Vorbild dient.

Die Haut, die im embryonalen Zustand aus dem Nerven-Sinnes-System entsteht, kann als Sinnesorgan betrachtet werden. Indem man eine Salzabwaschung durchführt, wird an die Eigenschaften des Nerven-Sinnes-Systems, wie es im ersten Teil des Buches beschrieben wurde, appelliert.

Material

- Waschbecken oder Waschschüssel
- Feines Meersalz
- Badethermometer
- Waschlappen
- Meßbecher
- Handtuch

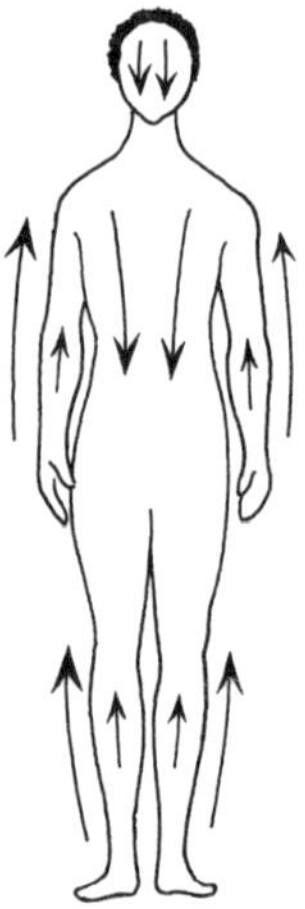

Arbeitsweise

Am günstigsten ist es, wenn die Behandlung morgens, gleich nach dem Aufwachen, durchgeführt wird.

Die Kleider, die nach der Behandlung angezogen werden sollen, werden, eventuell vorgewärmt, bereitgelegt.

Schüssel oder Waschbecken werden mit 34 °C warmem Wasser gefüllt. Auf einen Liter Wasser kommen 9 g (ein gestrichener Eßlöffel voll) Salz, das im Meßbecher aufgelöst wird. Diese Lösung wird dem Wasser beigefügt. Das Badezimmer (oder ein anderer Raum) muß gut temperiert sein. Für jede Abreibung wird der Waschlappen mit Salzwasser durchtränkt. Die Behandlung läuft in folgender Reihenfolge ab: Gesicht und Arme werden mit einigen schnellen Bewegungen zum Rumpf hin abgewaschen und dann mit dem Handtuch trockengetupft. Danach kommt der Rücken mit ein paar langen Bewegungen, nach unten, an die Reihe, und nachdem er abgetupft ist, wird die Brust, mit Bewegungen zur Taille hin, abgewaschen und abgetupft. Jetzt wird der Oberkörper bekleidet.

Die Beine werden mit einigen raschen Bewegungen nach oben abgewaschen und mit dem Handtuch abgetupft. Anziehen. Nach dieser Behandlung sollte man nicht ruhen, sondern lieber einen Spaziergang machen.

Andere äußere Anwendungen

Das Ölbad

Alle bisher beschriebenen Behandlungen sind *lokale Applikationen*, das heißt mit anderen Worten, es handelt sich um Qualitäten, die äußerlich auf oder um eine bestimmte Stelle des Körpers angebracht und so dem Organismus zur Verfügung gestellt werden. Wird eine Behandlung in einem Vollbad (Liegebad) gegeben, so ist das eine *totale Behandlung*.

Welche Qualität verwendet wird, hängt vom Ziel der Behandlung ab. Der Arzt spielt bei der Wahl von Qualität und Art der Behandlung eine wichtige Rolle. Bei einem Ölbad ist das immer der Fall.

Da eine Ölbadbehandlung, sowohl therapeutisch wie technisch, sachkundige Begleitung verlangt, ist es am besten, wenn solch eine verordnete Therapie in einem Therapeutikum durchgeführt wird. In verschiedenen Städten gibt es Therapeutika, die auf anthroposophischer Basis arbeiten. Wenn aber eine solche Institution für eine regelmäßige Behandlung schwer zu erreichen ist, müssen mit dem Arzt Möglichkeiten überlegt werden, wie solche Ölbäder auch zu Hause gemacht werden können. Hier einige Anhaltspunkte:

Material

— Liegebadewanne (für kleine Kinder eine Babywanne)
— Badethermometer
— 1-Literflasche mit Schraubdeckelverschluß
— Teelöffel
— Öl
— Bademantel aus Frottierstoff
— Handtuch

Arbeitsweise

Die Behandlung wird folgendermaßen vorbereitet. Die Fenster müssen geschlossen und sowohl Bad als auch Zimmer angenehm temperiert sein. Auf das Kopfkissen des Bettes, in dem der Patient nach der Behandlung ruht, wird das Handtuch gelegt. Die Decke wird bis zum Fußende zurückgeschlagen.

Die Badewanne wird mit 37 °C warmem Wasser gefüllt (mit Badethermometer kontrollieren). Die Literflasche wird mit Wasser derselben Temperatur gefüllt und 3 Teelöffel Öl werden hinzugefügt (für Kinder sind 2 Teelöffel ausreichend). Jetzt muß man die Flasche 2—3 Minuten lang schütteln, so daß sich das Öl verteilen kann. (In einem Therapeutikum ist zu diesem Zweck ein Apparat vorhanden, durch den eine sehr gleichmäßige Verteilung des Öles im Wasser möglich wird, was die Wirkung der Behandlung merkbar günstig beeinflußt). Nachdem die Flasche geschüttelt worden ist, wird das Gemisch ins Badewasser geschüttet, der Patient steigt in die Wanne und bleibt so ruhig wie möglich im Wasser liegen.

Wenn das Wasser abkühlt, kann es, indem man die Dusche unter den Wasserspiegel hält und warmes Wasser nachlaufen läßt, nachgewärmt werden. Dies muß allerdings vorsichtig geschehen, damit die Öl-Wasser-Verteilung und ihre Wahrnehmung durch den Patienten nicht gestört wird. Die Temperatur des Wassers kann individuell an die Bedürfnisse angepaßt werden. Sie sollte aber nicht unter 36 °C und nicht über 38 °C gehen.

Diese Bäder werden vom Arzt als Kur verordnet. Sie werden in rhythmischen Abständen einmal, höchstens aber zweimal pro Woche gegeben, und zwar immer am selben Tag und zur selben Stunde. Die Dauer der Behandlung nimmt ständig zu. So fängt man mit fünf Minuten an, das zweite Bad dauert 7 Minuten, dann 10 und dann 12 Minuten. Bei Kindern liegt die Grenze bei 15 und bei Erwachsenen bei 20 Minuten. Der Patient darf während des Bades nicht alleine gelassen werden!

Wenn die Zeit abgelaufen ist, steigt der Patient aus der Wanne, wird nicht abgetrocknet, sondern zieht sofort den Bademantel an und legt sich zu Bett. Das Handtuch wird um Kopf und Schultern gelegt, der Patient gut zugedeckt, wobei vor allem auf die Schultern geachtet wird. Wenigstens eine halbe, eher aber eine Stunde Ruhe ist notwendig. Die Vorhänge werden geschlossen und Geräusche nach Möglichkeit vermieden.

Der Patient wird während des Ausruhens bald ein intensives Wärmegefühl empfinden. Dieses Gefühl kann lange, manchmal sogar einige Tage, anhalten. Man sollte versuchen, sich dieses Gefühl so gut wie möglich durch warme Kleidung einerseits und eine gesunde »Kühle« des oberen Poles andererseits zu »erhalten«. Letzteres kann dadurch erreicht werden, daß starke Sinnesreize und belastende Eindrücke, wie sie unter anderem durch Radio und Fernsehen entstehen, vermieden werden. Die dünne Ölschicht, die auf der Haut zurückbleibt, haftet ziemlich lange. Um sich auch diese Nachwirkung so lange wie möglich zu erhalten, sollte man die ersten 24 Stunden nach dem Ölbad weder baden noch duschen.

Bemerkung: Das Thymianölbad ist häufig die richtige Behandlung für Kinder mit Asthma und Bronchitis, um die Disharmonie zwischen Luft- und Wasserorganismus im mittleren Bereich auszugleichen. Es ist manchmal nicht einfach, das Kind während der angegebenen Zeit ruhig im Bad zu halten, aber mit einem kleinen Boot oder einem Fisch kann die Zeit meistens überbrückt werden; allerdings ist es nicht ratsam, mechanisch sich bewegende Tiere oder Schiffchen zu verwenden, da sie den therapeutischen Prozeß stören. Während der Ruhezeit kann ohne weiteres eine Geschichte erzählt oder ein Märchen vorgelesen werden. Wenn dies auf die richtige Art geschieht, entsteht eine Ruhe, die der Behandlung zugute kommt.

Substanzbäder

Es ist wahrscheinlich schon aufgefallen, daß das *Wasser* bei nahezu jeder Behandlung eine wichtige Rolle spielt. Das Wasserelement ist der Träger des Lebens und verbindet Himmel und Erde miteinander; Dampf steigt bis in große Höhen auf und kommt in Form von Regentropfen wieder zur Erde herunter. Durch seinen »Kreislauf« macht es eine dauernde Veränderung durch.

Im Altertum, aber auch noch heute, spielt das Wasser, zum Beispiel bei der Fußwaschung vor dem Eintritt in den Tempel oder bei der Taufe, eine wichtige Rolle. Es ist der Vermittler zum menschlichen Leben. Daher ist es verständlich, daß es auch in der Therapie für den Genesungsprozeß ein unentbehrliches Glied ist.

Überdies enthält es noch viele andere Möglichkeiten, von denen beim Substanzbad Gebrauch gemacht wird: Es kann nämlich beinahe alle Stoffe aufnehmen. Beim Substanzbad wird dem Wasser etwas hinzugefügt mit der Absicht, den ganzen Menschen im wäßrigen Milieu einzuhüllen. Diese Substanzen können verschiedene Sorten von Bademilch, Tees und Minerale wie Salz und Soda, aber auch Milch, Ei, Zitrone und Honig wie beim sogenannten Nährbad, sein.

Material

— Liegewanne (für Kinder eine kleine Wanne oder Schüssel)
— Badethermometer
— Meßbecher
— Warmer, wollener Frotteemantel
— Handtuch

Arbeitsweise

Der Raum wird gut temperiert. Das Bad mit 37 °C warmem Wasser gefüllt, das ist die Temperatur, bei der sich alle Lebensprozesse des Menschen abspielen.

Das Wasser, das durch viele Reinigungsinstallationen und Kanäle geflossen ist und schließlich vielleicht lange im Boiler war, kann durch folgende Prozedur wieder etwas von seiner

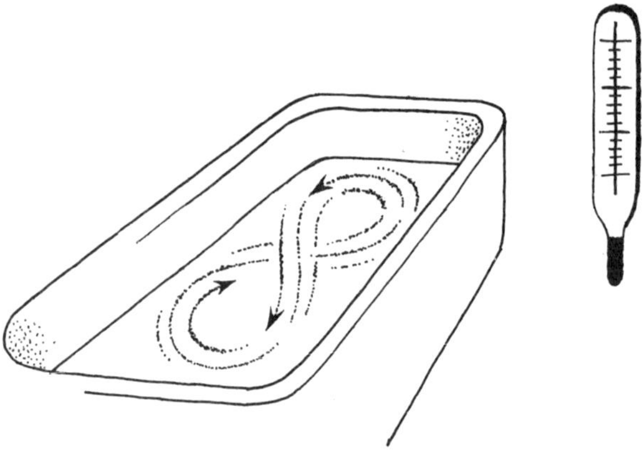

Lebendigkeit zurückgewinnen: mit einer Hand macht man im Wasser in ruhigem Tempo die Form einer liegenden Acht (Lemniskate). Es geht darum, daß die Bewegungen runde Formen ergeben und rhythmisch ausgeführt werden. Diese Bewegung wird so lange gemacht, bis man fühlt, daß das Wasser mit der Hand »mitgeht«. Dann wird die Substanz ins Wasser gegeben und der Patient steigt in die Wanne.

Jetzt sollte das Wasser nur noch so wenig wie möglich bewegt werden. Wenn nötig, muß hin und wieder warmes Wasser nachlaufen, damit die Temperatur nicht abfällt. Nach 15—20 Minuten wird die Behandlung beendet, der Patient steigt aus dem Bad, wird nicht abgetrocknet, hüllt sich in seinen Bademantel und legt sich ins Bett. Das Handtuch wird um den Kopf gelegt und der Patient, vor allem an den Schultern, sorgfältig zugedeckt. Fand die Behandlung nicht vor dem Schlafengehen statt, folgt jetzt die Ruhepause. Während des Ruhens wird der Patient spüren, wie ihn eine wohlige Wärme durchströmt und er sich entspannt. (Er sollte nicht transpirieren.) Nach der Ruhe ist die Haut getrocknet, und warme Kleidung wird angezogen.

Rosmarin- und Lavendelbäder können ohne weiteres zu Hause gemacht werden, vor allem weil sie gleich nach dem Aufwachen am Morgen beziehungsweise abends vor dem Einschlafen genommen werden sollten. Rosmarin hat eine erfrischende, »ermunternde« Wirkung, und so ist es verständlich, daß man danach nicht ruht, sondern eher einen Spaziergang machen sollte. Das Lavendelbad wirkt entspannend. Es fördert, wenn es abends genommen wird, den ruhigen Schlaf.

Bei dieser und allen übrigen Behandlungen ist es wichtig, daß sie *regelmäßig* gemacht werden, das heißt immer am selben Tag und zur selben Stunde.

Manche Behandlungen müssen unbedingt morgens, andere wieder abends gemacht werden. Spielt aber die Tageszeit eine sekundäre Rolle, sollte man den Tag festsetzen, von dem man annimmt, daß ungestört gearbeitet werden kann. Rhythmus ist mit dem Leben untrennbar verbunden und deshalb für den Genesungsprozeß unerläßlich.

Totale Einreibung

Nach einer langen Krankheit, ob sie nun psychischer oder physischer Art war, muß man dem Organismus manchmal bei der Rekonvaleszenz helfen. Unter anderem kann dies durch eine totale Einreibung mit Hauttonikum (Lotio pruni comp.) geschehen, was die Lebenskräfte anregt.

Material

— Zwei Leintücher
— 1 Badetuch
— 2 Wärmflaschen
— Hauttonikum
— Kleine Schüssel

Arbeitsweise

Zimmer und Bett werden bereit gemacht, die Fenster geschlossen, und im Raum sollte eine angenehme Temperatur herrschen.

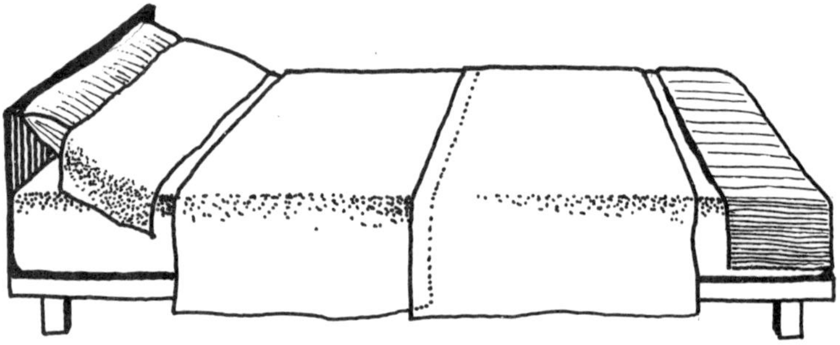

Die Flasche mit Hauttonikum wird in der Schüssel mit warmem Wasser auf den abgeräumten Nachttisch gestellt und so im Wasserbad angewärmt. Der Patient geht noch einmal zur Toilette und die Vorhänge werden zugezogen. Selber die Hände waschen. Das Badetuch wird über das Kopfkissen gebreitet; die beiden Leintücher, am besten Biberbettücher, legt man quer über das Bett, eins am Fuß-, eins am Kopfende; in der Mitte gehen sie etwas übereinander. Die warmen Wärmflaschen werden ans Fußende gelegt. Der Patient zieht sich bis auf die Unterhose aus und setzt sich aufs Bett.

Ein wenig Hauttonikum wird auf die Hand gegeben und mit einigen ruhigen und rhythmisch sich wiederholenden Bewegungen auf dem Rücken verrieben, und zwar immer von oben nach unten. Dabei ist darauf zu achten, daß die Hände sich

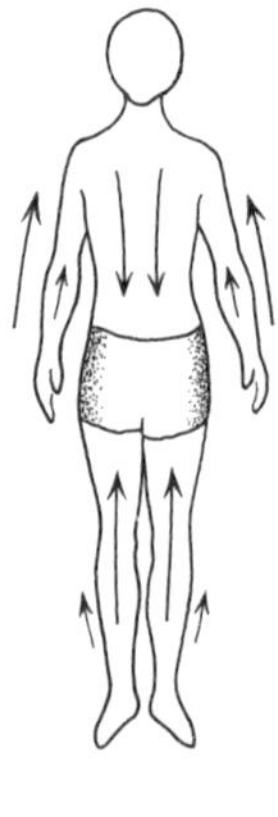

immer nebeneinander befinden. Man darf *nie* über die Wirbelsäule streichen. Wenn zuviel Hauttonikum verwendet wird, bekommt der Patient ein klebriges Gefühl und die Hautporen werden »verstopft«.

Wenn der Rücken fertig eingerieben ist, legt sich der Patient hin. Man nimmt wieder etwas Tonikum auf die Hand und reibt damit den einen Arm mit ruhigen, rhythmisch sich wiederholenden Bewegungen in Herzrichtung, also auf die Schultern zu, ein. Ist der eine Arm fertig, wird er leicht zugedeckt und der andere kommt genauso an die Reihe. Für die Brust wird wieder etwas Tonikum auf die Hand gegeben und mit ruhigen Bewegungen von den Schultern zum Nabel hin eingerieben. Die Hände liegen nebeneinander und bewegen sich symmetrisch. Hat der Patient eine normale Atmung, so kann man sich diesem Rhythmus anpassen. Jetzt wird der Oberkörper so zugedeckt, daß zwischen Armen und Rumpf ein Stück Leintuch ist und somit nicht Haut auf Haut trifft. Das Handtuch wird um den Kopf gelegt. Mit den jetzt schon bekannten Bewegungen werden die Beine eingerieben, und zwar von unten nach oben, also auf das Herz zu. Wenn das eine Bein fertig ist, wird es zugedeckt und das andere kommt an die Reihe. Schließlich werden noch die Fußsohlen ziemlich kräftig eingerieben und links und rechts die Wärmflaschen hingelegt. Der Patient wird mit einer Decke oder einem Deckbett zugedeckt und sollte in dieser »Packung« mindestens 20 Minuten, lieber aber 30—40 Minuten, liegenbleiben. Wenn er einschläft, kann er in der Packung bleiben, bis er wieder aufwacht. Wenn der Arzt es nicht anders angeordnet hat, wird die Behandlung am besten vor der Mittagsruhe gemacht.

Auf jeden Fall ist *Ruhe* während der Behandlung von größter Wichtigkeit; außerdem sollte man Sinneseindrücke vermeiden, damit der Wahrnehmungsprozeß, der während der Pakkung stattfindet, nicht gestört wird. Nach der Behandlung und der Ruhepause sollte der Patient sich warm anziehen, um die Wärme, die sich als Folge der Behandlung einstellt, so lange wie möglich zu erhalten.

Fußbäder

Fußbäder können aus verschiedenen Gründen gegeben werden:

a) um den Kreislauf anzuregen,
b) um gestaute Stoffwechselprozesse aus dem Kopf abzuleiten,
c) um die Haut an Füßen und Unterschenkeln zu behandeln.

a) Wechselfußbad

Material

— Zwei Gefäße (kleine Wannen, Eimer o. ä.)
— Handtuch
— Badethermometer
— Uhr

Arbeitsweise

Die Gefäße für das Fußbad werden in die Bade- oder Duschwanne oder aber auf einen Bodenlumpen auf dem Fußboden gestellt. Ein Stuhl wird bereitgestellt. Die Gefäße müssen ein solches Format haben, daß die Füße des Patienten im normalen Stand gut hineinpassen und der Rand bis zu den Knien reicht.

Das eine Gefäß wird zu $^2/_3$ mit Wasser von 38 °C, das andere ebenfalls zu $^2/_3$, jedoch mit Wasser von 20 °C gefüllt. Die Temperatur wird mit dem Badethermometer kontrolliert. Der Patient macht die Beine bis über die Knie frei (wobei man darauf achten muß, daß nicht eventuell enge Hosenbeine die Oberschenkel abschnüren) und stellt die Beine für 2—3 Minuten in das warme Bad. Es muß darauf geachtet werden, daß die Schultern genügend warm zugedeckt sind. Danach werden die Beine sofort für eine Minute ins kühle Wasser und danach wieder 2—3 Minuten ins warme Wasser gestellt. Auf diese Art wird 3—4mal abgewechselt, und die Behandlung hört mit dem warmen Bad auf. (Wenn es nötig ist, muß bei dem warmen Bad warmes Wasser nachgefüllt werden.)

Die Behandlung dauert im ganzen etwa 15 Minuten. Nach ihrer Beendigung werden Füße und Beine gründlich abgetrocknet, und der Patient zieht Kniestrümpfe an. Diese Behandlung wird am besten abends vor dem Einschlafen gemacht, denn anschließend muß geruht werden.

b) Senffußbad (siehe S. 112 ff.)

c) Fußbad mit einem Medikament

Material

— Ein entsprechendes Gefäß
— Das vorgeschriebene Medikament
— Bei Bedarf ein Meßbecher
— Bei Bedarf Verbandsmaterial
— Handtuch
— Badethermometer

Arbeitsweise

Das Gefäß für Fußbäder wird bereitgestellt und mit 37 °C warmem Wasser zu $^2/_3$ gefüllt, wenn es nicht anders angeordnet wurde. Die angegebene Menge des Medikamentes wird hinzugefügt und mit einigen ruhigen Bewegungen mit dem Wasser vermischt. Der Patient hat die Beine bis über die Knie freigemacht, ist aber am Oberkörper warm angezogen. Die Beine werden ins Fußbad gestellt. Die Knie werden so mit dem Handtuch zugedeckt, daß es auch noch über das Gefäß gebreitet ist. Man achtet darauf, daß der Patient während der Behandlung so entspannt wie möglich ist. Diese Behandlung braucht meistens nicht länger als 15—20 Minuten zu dauern. Das Wasser behält die richtige Temperatur, indem man hin und wieder etwas warmes Wasser hinzulaufen läßt.

Nach der Behandlung werden die Beine trockengetupft, wenn nötig verbunden, und nach Möglichkeit sollten Kniestrümpfe angezogen werden.

Salbenverband

Ein Salbenverband wird dann angewendet, wenn die Wirkung einer Einreibung (Massage) nicht erwünscht ist oder die Art der Funktionsstörung eine solche Behandlung nicht erlaubt (Brandwunden, Entzündungen).

Material

— Kleines, glattes Läppchen (Baumwolle)
— Flanellappen
— Salbe
— Spatel oder Löffel
— Teller oder Brettchen
— Abdeckender Verband (Binde oder Bandafix)
— Leukoplast
— Handtuch

Arbeitsweise

Der Körperteil, der behandelt werden soll, wird freigemacht, und um die Unterlage zu schützen, legt man das Handtuch unter. Hände gründlich waschen!

Das auf Maß zugeschnittene und gebügelte Läppchen darf keine Fransen haben. Gaze kann man nicht verwenden, denn das lockere Gewebe klebt zu leicht an der Wunde fest, wenn es sich um eine solche handelt. Der Lappen wird auf den sauberen Teller oder auf das Brettchen gelegt und die Salbe mit dem Spatel oder Löffelstiel in der Mitte aufgestrichen. Der Teller oder das Brettchen bieten für das Ausstreichen der Salbe eine feste Unterlage, was die Sache vereinfacht.

Das Läppchen wird am Rand angefaßt und auf die kranke Stelle gelegt. Darüber kommt der Flanellappen, so daß der Salbenlappen ganz bedeckt wird, das heißt, er muß ein etwas größeres Format als dieser haben. Damit nichts verrutschen kann, wird er mit Bandafix, Binde oder eventuell einem Stückchen Leukoplast fixiert.

Der Arzt wird die Häufigkeit der Behandlung anordnen. Davon wurde bei der Salbenbehandlung mit Calendula, Arnika und Combudoron schon gesprochen. Für derartige Behandlungen nimmt man, wegen der Infektionsgefahr, jedes Mal frisches Verbandmaterial. Wird ein Salbenverband mit einer Metallsalbe verordnet, so kann dieser mehrere Male verwendet werden. Man fügt dann jedes Mal etwas frische Salbe zu der alten hinzu.

III. Teil

Geburt – Krankheit – Tod

Schwangerschaft und Geburt

Obwohl ein Kapitel »Schwangerschaft und Geburt« in einem Buch über häusliche Krankenpflege eigentlich nichts zu suchen hat, wollen wir hier doch einige Gesichtspunkte anführen, damit diese freudige Zeit so gut und so bewußt wie möglich erlebt werden kann.

Wie schon im Kapitel »Das anthroposophische Menschenbild« beschrieben, gehen wir davon aus, daß ein Mensch seine Entwicklung durch mehrere Erdenleben hindurch vollzieht. Von diesem Gesichtspunkt aus ist es interessant, wenn man sich bewußt macht, daß eine Schwangerschaft mehr als ein Zufall ist. Man kann sogar davon ausgehen, daß der kommende Mensch – das Kind – von einer anderen Welt aus seine Wahl getroffen hat, sozusagen prüfend: »Bei welchem Elternpaar werde ich die Entwicklung, die ich durchmachen will, auch verwirklichen können?« Wenn man sich das klar macht, wird die Verantwortung deutlich, die Eltern zu tragen haben. Das Kind kann eben nicht »genau so gut« zu anderen kommen. Es kommt dorthin, wo es hingehört.

Man kann von warmer Dankbarkeit und Freude durchdrungen sein, daß der kommende Mensch einen erwählt. Es ist es wohl wert, immer wieder aufs neue diese innere Wärme wachzurufen und sich aufs neue bewußt zu machen, daß tatsächlich ein Mensch zu einem kommen will. Dann werden auch die beschwerlichen Tage leichter zu ertragen sein, es wird leichter zu akzeptieren sein, daß man auf manches verzichten und von lieb gewonnenen Gewohnheiten Abstand nehmen muß.

Sicherlich gibt es Gewohnheiten, die geändert werden müssen, oder besser gesagt, die man auch ändern will. Zum Beispiel sollte man versuchen, während der Schwangerschaft zu einer regelmäßigen und rhythmischen Tageseinteilung zu kommen. Für sich selber und für eine günstige Entwicklung des Kindes ist es wichtig, Ruhepunkte im Tageslauf zu finden. Gleichzeitig ist es die Vorbereitung auf das allerwichtigste, den Rhythmus, der bestimmend sein muß, wenn das Kind einmal da ist. Jede Frau wird bald am eigenen Leib erfahren, daß sie gut daran tut, bestimmte Dinge zu vermeiden: schwere Sachen schleppen, viel und lange stehen, häufiges Bücken. Jeder kennt das Gefühl, daß man durch heftiges Erschrecken oder seelische Erregungen in sich selber nicht richtig »verankert« ist. Dies kann während einer Schwangerschaft verstärkt auftreten. Auf jeden Fall muß man jetzt versuchen, von bedrängenden Vorgängen Abstand zu gewinnen und sich nicht durch die eigenen Gefühle hineinziehen zu lassen, sondern schöne Musik anzuhören oder ein Kunstwerk auf sich wirken zu lassen. Eine gute Hilfe kann dabei sein, wenn man die Sixtinische Madonna, ein berühmtes Bildnis von Raffael, von dem es ausgezeichnete Reproduktionen gibt, mit großem inneren Interesse betrachtet.

Selbstverständlich, das braucht aber kaum besonders erwähnt zu werden, dürfen keinerlei Alkohol, Nikotin und andere Drogen genossen werden. Auch Kaffee, Tee und Fleisch sollten eingeschränkt werden. Dies sind Produkte, die ausgesprochen erdgebunden sind, während das Kind sich eigentlich noch in einer anderen Welt befindet und behutsam zur Erde geleitet werden will. Wohlschmeckender Ersatz für Kaffee und Tee sind verschiedene Sorten von Kräutertees.

Von diesen Gesichtspunkten ausgehend, wird es jedem einleuchten, wie wichtig es ist, daß man während der Schwangerschaft täglich einen Teelöffel Bienenhonig ißt, ist dies doch beinahe schon »kosmische« Nahrung.

In Absprache mit Arzt und Hebamme kann man von Beginn der Schwangerschaft an zum Aufbau Aufbaukalk I und II (Weleda) zu sich nehmen.

Es ist nicht selten, daß Frauen, vor allem *am Anfang* der Schwangerschaft, ein fast ungewöhnliches Gelüst nach sauren Gurken oder Salzhering haben oder auch auf einen Schlag hundert Gramm Rauchfleisch essen können, womöglich auch noch in großer Hast, wie wenn jemand ihnen auf die Schliche kommen könnte. Womit könnte das wohl zusammenhängen?

Den Körper, den man immer ganz allein innegehabt hat, muß man jetzt plötzlich mit jemandem teilen. Man fühlt sich manchmal direkt ein wenig vor die Tür gesetzt. Das ist absolut keine nette Erfahrung, und so versucht man, nach etwas zu greifen, was einem wieder festen Halt verschafft; etwas, das zusammenzieht – sauer oder salzig.

Wenn dieser Zustand erkannt wird, kann man die genannten Bedürfnisse vielleicht in die Hand bekommen, indem man nach einer täglichen Nahrung sucht, die es einem ermöglicht, mehr bei sich selbst zu bleiben: zum Frühstück z. B. frisches Müsli, im Lauf des Tages saures Obst und zum Abendessen einen frischen knackigen Salat. Mehlspeisen sollten während der ersten Monate wenig gegessen werden, sie machen zusätzlich dick.

Ungefähr nach drei Monaten, manchmal früher, manchmal später, hat man sich an die Schwangerschaft gewöhnt. Eine innere Ruhe hat sich eingestellt, die Gleichgewicht und Sicherheit mit sich bringt. Das Bedürfnis nach Saurem macht der Vorliebe für Süßigkeiten Platz. Dieser Neigung sollte man nicht mit Gebäck, sondern eher mit süßem Obst oder ungesalzenen Mandeln entgegenkommen. Man sollte jetzt viel Blattgemüse essen. Da das Blatt der Teil der Pflanze ist, der in besonderem Maße das Gleichgewicht darstellt zwischen Wurzel und Blüte, steht es in gewissem Sinne für den Rhythmus ein (siehe S. 27 ff.).

Während der letzten Monate wächst das Kind schnell. Nun ißt man möglichst keine Gemüsesorten, die leicht Blähungen oder Bauchkrämpfe verursachen, wie die verschiedenen Kohlsorten, Lauch und Zwiebeln. Günstig sind regelmäßig appetitlich angerichtete Körnerspeisen, und um den Darm sanft zu aktivieren, trinkt man täglich Obstsäfte. Es ist wichtig, regelmäßig zu essen und lieber vier kleine Mahlzeiten, als zu viel auf einmal.

Auf regelmäßigen Stuhlgang muß geachtet werden. Eventuell ißt man morgens eingeweichte Leinsamen (abends einen Eßl. Leinsamen in Wasser einweichen).

Während der letzten Monate kann sich ein drückendes schweres Gefühl im Unterbauch einstellen. Ein Lindenblütentee-Sitzbad kann hier sehr hilfreich sein. Die Sitzbadewanne oder die große Schüssel wird zu einem Drittel mit 37 °C warmem Wasser gefüllt, dazu gibt man den Absud von 10 g Lindenblüten — dies wirkt entspannend. (Man muß dafür sorgen, daß man sich gut zudeckt, damit man nicht abkühlt.)

Absichtlich geben wir hier keine ausführlichen Ratschläge zur Körperpflege und Schwangerschaftsgymnastik, was den Rahmen dieses Buches sprengen würde.

Es kann passieren, daß das Kind »zu spät« oder zumindest später kommt, als die Berechnungen vermuten ließen, und schon tauchen die bedrohlichen Worte von Arzt und Hebamme auf, daß man die Geburt einleiten müsse. Manche Eltern werden dies als beängstigendes Schreckbild vor sich sehen — gehen sie doch von einem völlig anderen Geburtsgeschehen aus, zu Hause und in ruhiger, gemütlicher Umgebung. Wahrscheinlich werden Arzt oder Hebamme, wenn ansonsten keine Unregelmäßigkeiten festgestellt werden, mit zwei Tagen Abwarten einverstanden sein. Jetzt sollte man versuchen, so ruhig wie möglich zu sein, schöne Dinge zu genießen, sich selber bestmöglichst zu entspannen und nicht womöglich noch die große Wäsche zu bügeln oder Schränke zu putzen. Während dieser Tage *nichts* essen, sondern nur Obstsäfte trinken. Damit gibt man dem Kind sozusagen das Zeichen, »du bist willkommen und wenn deine Zeit da ist, so komm!« Oft kommt das Kind dann tatsächlich zu Hause zur Welt. Viel Ruhe und Gemütlichkeit im Zimmer sind wichtig. Keine Unordnung, aber auch keine sterile Umgebung. Das Kind soll gerne nach Hause kommen.

Sollte die Aufnahme im Krankenhaus doch notwendig werden, sollte man versuchen – sofern medizinisch nichts dagegen spricht –, die Geburt ohne Narkose und die Ankunft des Kindes mit Bewußtsein zu erleben. Es ist gut, wenn noch jemand, der mit dem Kind verbunden ist, bei der Geburt dabei ist.

Natürlich ist die Wiege schon vor der Geburt fertig. Am besten ist es, wenn ein schöner großer Wiegenvorhang darüber hängt. Einfarbig, z. B. aprikosenfarben oder rosa und darüber einen hellblauen Stoff; das ist sicher besser als ein »Kindervorhang«, der mit Puppen oder Tieren bedruckt ist. Das Bettchen sollte gut vorgewärmt werden.

Unser wichtigstes Anliegen muß sein, daß das Kind die Möglichkeit bekommt, langsam zu einem Erdenbürger zu werden. Das heißt, daß wir den Menschen, der aus der warmen, umhüllenden Atmosphäre zu uns gekommen ist, nicht gleich von der Mutter wegholen dürfen. Man sollte den Arzt oder die Hebamme darum bitten, daß das Kind vor dem Abnabeln noch für eine Weile der Mutter auf den Bauch gelegt werden darf. Dies sind sowohl für die Mutter als auch für das Kind wichtige Augenblicke.

Bevor das Kindlein warm angezogen wird, tupfen wir es vorsichtig ab. Es darf nicht gebadet werden, damit es die schützende Käseschmiere auf der Haut behält. Dann zieht man ihm am besten ein warmes Wollhemdchen und darüber ein wollenes Jäckchen an. Mindestens zu Anfang sollte man weiche Baumwollwindeln verwenden (wenn die Windeln vorher gewaschen werden, verlieren sie die Steife auch ohne Weichspüler. Danach gut ausspülen!) Eine dicke schafwollene Hose verhindert das Durchnässen und macht Windelhosen aus Plastik überflüssig. Wickelt man um Bauch und Beinchen ein warmes Moltontuch, so hat es das Kindlein warm und bekommt die Hülle, die es so nötig braucht.

Während der ersten 24 Stunden nach der Entbindung kann die Mutter 3-stündlich 5 Tropfen Arnika D 6 mit etwas Wasser einnehmen, dadurch werden allzu heftige Nachblutungen verhindert.

Damit das *Stillen* gut in Gang kommt, sollte das Kind ziemlich bald nach der Geburt angelegt werden. Schon 20 bis 40 Minuten nach der Geburt ist der Saugreflex in starkem Maße vorhanden. Als Reaktion auf das Saugen zieht sich die Gebährmutter zusammen.

Wenn ab dem 4. Monat der Schwangerschaft die Brustwarzen regelmäßig mit Zitronensaft eingerieben wurden, ist das Stillen nicht schmerzhaft.

Sollte die Milchbildung nicht gut in Gang kommen, kann man pro Tag 1 Liter Gerstenwasser trinken (Zubereitung siehe S. 140). Es ist auch gut zu wissen, daß Blumenkohl und Anis milchbildend wirken. Man denke nur an den echten holländischen Zwieback mit Aniszucker! Sollten all diese Hilfsmittel nicht ausreichen, so kann man noch immer – eventuell nachdem man sich mit dem Arzt oder der Hebamme abgesprochen hat – Milchbildungstee (*Species lactagogae*, Weleda) trinken. Tritt das andere Extrem, nämlich ein Milchstau mit schmerzhaften harten Stellen in der Brust auf, kann eine Quarkkompresse helfen (siehe S.98).

Während der ersten vierzehn Tage sollte man die Zeiten notieren, zu denen das Kind aufwacht und gestillt wird. Danach kann man sich orientieren. Womöglich ist das der Rhythmus, der dem Kind entspricht. Es ist günstig, wenn man sich mit den Stillzeiten nach dem Kind richtet. Natürlich darf es nicht darauf hinauslaufen, daß man das Kind immer anlegt, wenn es wach ist. Zwei Wochen sollte man aber wirklich auf das Kind schauen und danach das feste Schema aufbauen, so hat man einen guten Ausgangspunkt.

Das tägliche Bad ist nicht notwendig. Natürlich müssen wir darauf achtgeben, daß das Kind beim Wechseln der Windeln immer frisch und sauber gemacht wird. Wenn es gebadet wird, muß für ein warmes Zimmer gesorgt werden; die Wassertemperatur beträgt 37 °C, Badetuch und frische Windeln werden vorgewärmt. Die Temperaturunterschiede dürfen nie zu groß sein.

Man sollte das Kind nicht zu bald nach draußen nehmen. In den ersten drei Wochen reicht es aus, wenn die warme Wiege für zehn bis fünfzehn Minuten ans offene Fenster gestellt wird – aufpassen, daß es den Kopf nicht kalt hat! Sofern das Kind noch keinen ordentlichen Haarschopf hat – das wäre der natürliche Schutz –, sollte es auch im Sommer ein dünnes seidenes oder baumwollenes Mützchen tragen.

Beim Spazierengehen sucht man so schnell wie möglich den nächsten Park oder Wald auf, denn eine verkehrsreiche Einkaufsstraße ist schrecklich für ein Baby. Man zwingt das Kind sozusagen dazu, die ganze lärmende Außenwelt zu hören und zu sehen, die wir erleben müssen. Es ist nicht nötig, daß das Kind so schnell »wach« wird, viel besser ist es, wenn es so lang wie möglich in der warmen umhüllenden Kinderwelt bleiben darf.

Rezept für Gerstenwasser (barley water)

- 50 g Gerstenkörner in
- 2 l Wasser;

1 1/2 Std. kochen (evtl. eine Zitronenscheibe oder Zitronenschale mitkochen)
durchs Sieb gießen
1 Eßl. Honig und 1 Eßl. Elixier oder Dicksaft hinzufügen.

Über den Schlaf

In unserem Leben gibt es vielerlei Rhythmen, wie den Wechsel der Jahreszeiten, die zwölf Monate im Jahreslauf und die sieben Tage der Woche. Außerdem kennen wir die Rhythmen, die in diesem Buch schon angesprochen wurden, wie die rhythmischen Prozesse in Herz und Lunge oder den Rhythmus im Bau der Wirbel. Weil der Rhythmus unabdingbar mit dem Leben zusammenhängt, werden viele Therapien rhythmisch angewendet: Das Wasser der therapeutischen Bäder wird rhythmisch bewegt, Medikamente werden mit Hilfe rhythmischer Prozesse hergestellt.

Ein täglich wiederkehrender Rhythmus ist der von Tag und Nacht, von Wachen und Schlafen. In diesem Kapitel wollen wir uns zunächst mit der Frage beschäftigen, was der Schlaf eigentlich ist, bevor wir näher auf mögliche Hilfen bei Schlafstörungen eingehen.

Wenn der Mensch schläft, ist er nicht zum Denken oder zu bewußtem Handeln imstande. Das Ich kann uns nicht führen (siehe das Kapitel »Das Menschenbild der Anthroposophie«). Während wir schlafen, nehmen wir unsere Umgebung absolut nicht bewußt wahr; erst wenn wir morgens aufwachen, entdecken wir sie wieder. Auch unser Verhältnis zur Zeit existiert nicht; wir können beispielsweise nach einer Stunde aufwachen und haben doch das Gefühl, die ganze Nacht geschlafen zu haben. Mit anderen Worten: unser Ich und unser Empfindungsleib sind während des Schlafes auf andere Weise wirksam als im Wachzustand. Während unser Lebensleib während des Schlafes mit dem physischen Leib verbunden bleibt (alle biologischen Prozesse wie Atmung, Blutkreislauf und Verdauung funktionieren weiter), ist das, was uns als individuellen Menschen ins Leben stellt, das Ich und die Seele (Empfindungsleib), nachts intensiv mit der geistigen Welt in Verbindung.

Dank der Tatsache, daß sich unser Ich und unsere Seele während des Wachens in den physischen und den Ätherleib (Lebensleib) zusammenziehen, stehen wir als individuelle und selbständige Menschen im Leben. Nach einer gewissen Zeit des Zusammenziehens entspannen sich Ich und Astralleib, sie »breiten sich aus« in die geistige Welt hinein, und das ist der Moment, in dem wir einschlafen (viele Menschen kennen das Gefühl, beim Einschlafen zu schweben oder zu fliegen, was man als Bild der sich ausbreitenden oder peripher werdenden Seele und des Ich nehmen kann). Wenn wir morgens nach einem gesunden Schlaf aufwachen, fühlen wir uns erfrischt und ausgeruht, weil Seele und Ich, mit neuen Kräften aus der geistigen Welt versehen, sich in den Körper zusammenziehen wollen. Wie auf Seite 148 ausgeführt wird, wacht manch einer mit einem neuen Gedanken oder mit neuen Ideen auf, die neues Licht auf eine bestimmte Situation werfen. Wir kennen aus der Geschichte beispielsweise das Phänomen, daß ein großer schöpferischer Geist wie Raffael beim Aufwachen plötzlich wußte, wie eine unvollendete Madonna fertiggestaltet werden müßte. Von Musikern wie Bruckner und Schubert wissen wir, daß sie manchmal mit neuen Melodien aufwachten, die sie im Innern gehört hatten. Im russischen Märchen wird das sehr treffend bemerkt: »Der Morgen ist oft weiser als der Abend«.

Damit der Mensch also gut schlafen kann, muß er etwas (den physischen und den Lebensleib) loslassen, sozusagen Abstand davon nehmen. Er muß sich ent-spannen können. Wenn es Schwierigkeiten oder Probleme gibt, wird dieser Prozeß des Loslassens nicht so einfach sein, weil Denken und Fühlen zu stark an die Problematik gebunden sind, die gerade vor dem Einschlafen als unwiderstehliche Kraft Besitz von uns ergreift. Natürlich können auch Krankheit oder Schmerzen Ursache für dieses Nicht-loslassen-Können sein. In diesem Fall ist ärztliche Hilfe geboten. Trifft letzteres aber nicht zu, so muß man sich ernstlich überlegen, wie man sein Leben verändern und womöglich mehr Rhythmus hineinbringen kann. Vielleicht stellt man sich auch die Frage, was wohl der eigentliche Grund für die Sorgen sei.

In erster Linie sollte man, wenn man einmal nicht schläft, nicht gleich den Kopf verlieren, denn eine Nacht ohne Schlaf ist nicht allzu schlimm. Wenn man älter wird, hat man oft einen leichteren Schlaf, das muß man akzeptieren, und vielleicht verzichtet man dafür auf den Mittagsschlaf, um nachts besser durchschlafen zu können; möglicherweise muß aber gerade eine Mittagsruhe eingeschoben werden, um in einen neuen Rhythmus hineinzufinden. Für jeden Menschen sieht das wieder unterschiedlich aus.

Auch bei Kindern gibt es Zeiten, in denen sie schlecht schlafen oder ängstlich sind. Sie erleben dann oft, daß die geborgene Welt der Kindheit zu Ende geht, was ein Gefühl der Verlassenheit oder Einsamkeit mit sich bringt. Es kommen Fragen wie »Mama, wenn ich nun sterbe, wie finde ich dann zu dir zurück?« Sie geben diese Stimmung wieder. Es ist sehr wichtig, daß man dann bei den Kindern bleibt, ihre Ängste ernst nimmt und nicht leichtfertig darüber hinweggeht. Haben die Kinder Angst, kann man womöglich mit ihnen zusammen unters Bett oder in dunkle Ecken schauen. Es kann auch hilfreich sein, Geschichten zu erzählen oder über die Tageserlebnisse zu sprechen. Schließlich läßt man ein Nachtlämpchen brennen oder lehnt die Türe an.

Erwachsene dagegen müssen selber sehen, wie sie mit ihren schlaflosen Stunden umgehen. Liegt man da und denkt ruhig nach, oder machen einen chaotische Gedanken unruhig? Wälzt man sich im Bett umher oder steht man nach einer Stunde auf, macht sich eine warme Bouillon oder liest ein bißchen? Die Lektüre eines entspannenden Buches kann helfen, Abstand von bestimmten Gedanken zu gewinnen und sich auf etwas anderes einzustellen.

Weder für Jüngere noch für Ältere löst man das Problem durch langes Ausschlafen. Oft gibt sich das Nicht-Schlafen-Können von allein, wenn man nur darauf vertraut oder den Kindern das Vertrauen vermittelt, daß die Ordnung sich wieder einstellen wird. Auf keinen Fall sollte man Schlafmittel nehmen, denn daran gewöhnt man sich zu leicht, wenn man nicht gar davon abhängig wird, wodurch ein natürlicher Prozeß nachhaltig gestört werden kann.

Wenn der Rhythmus von Schlafen und Wachen bei schweren Krankheiten gestört ist, spielen selbstverständlich andere Faktoren eine Rolle, so daß man doch manchmal dazu übergehen muß, entsprechende Medikamente zu nehmen, die es ermöglichen, neue Kräfte aus der geistigen Welt aufzunehmen oder uns zu einem gesundenden Rhythmus zurückzuführen. Natürlich sollte hier ein Naturprodukt vorgezogen werden. Übrigens kann das Beibehalten des normalen »Rituals« des Zubettgehens hilfreich für den Kranken sein. Viele Menschen haben hier nämlich ihre festen Gewohnheiten, die ihnen Sicherheit geben. Durch die Abhängigkeit des Kranken von der Hilfe anderer werden diese festen Regeln häufig verändert, und das kann den ruhigen Schlaf durchaus erschweren.

Der gesunde Mensch kann sich durch mancherlei Hilfsmittel auf die Nacht vorbereiten. Ein kleiner Abendspaziergang kann gemacht werden — frische Luft wirkt entspannend und regt den Kreislauf an. Man kann statt Kaffee (Coffein) oder Tee (Teein) einen Becher warme (Anis-) Milch trinken. Keinesfalls sollte man vor dem Schlafen eine schwere Mahlzeit zu sich nehmen, sondern eher, wenn man hungrig ist, eine leichtverdauliche Kleinigkeit essen. Das Fernsehen bis in den späten Abend oder das Lesen der Zeitung oder das Studieren schwerer Literatur sind ungünstig. Man sollte eher versuchen, den Abend friedlich zu verbringen, so daß man schon als Vorbereitung auf den Schlaf in entsprechender Stimmung ist. Vielen bietet das Lesen eines Buches mit religiösem, spirituellem oder philosophischem Inhalt Entspannung, für andere sind Märchen der richtige Lesestoff für den Abend. Es geht darum, die Gedanken mit dem Gelesenen zu verbinden, und so lernt man Abstand von den täglichen Sorgen zu bekommen – das schafft eine innere Objektivierung.

Außer diesen mehr normalen Verhaltensregeln kann man sich mit einem Lavendelfußbad von zehn Minuten helfen: warmes Wasser (38 °C), dazu pro Eimer Wasser eine Deckelfüllung Lavendelmilch (siehe S. 126 ff.). Unter Umständen hilft auch eine Tasse warmen Kräutertees, z. B. aus Malve, Zitronenmelisse, Hopfen, Kamille, Johanniskraut, Passionsblume oder Baldrian. Man kann auch versuchen, sich einen eigenen Kräutertee zusammenzustellen und die Wirkung auszuprobieren. Schließlich gibt es noch die Möglichkeit, 20 Tropfen Avena sativa (Hafersaft) mit etwas Wasser einzunehmen.

Außer einer beruhigenden Umgebung ohne störendes Licht oder Geräusch und außer einem guten Bett mit ordentlicher Matratze hängt viel von der inneren Vorbereitung auf die Nacht ab. Erstens muß man sich körperlich völlig entspannen, wofür Wärme von großer Wichtigkeit ist; danach kommen diverse innere Vorbereitungen auf die Nacht. Für viele Menschen ist das Sprechen eines Gebetes oder Spruches von großem Nutzen. Wenn man sich den Sternhimmel vorstellt und sich gleichzeitig einstellt auf ein bestimmtes Gebet, einen Spruch oder eine Meditation, kann diese Übung bewirken, daß Ich und Seele sich von der Erde leichter lösen. Der folgende Abendspruch von F. W. Zeylmans van Emmichoven kann für eine solche Meditationsübung im Zusammenhang mit der inneren Einstimmung auf den nächtlichen Sternhimmel als Beispiel dienen:

Es tritt meine Ich-tragende Seele
In strahlendes Weltenlicht,
In tönende Weltenharmonie,
In strömende Weltenkraft.
Weltenlicht denkt in mir,
Weltenharmonie fühlt in mir,
Weltenkraft will in mir.

Auch Rudolf Steiner gab für Kinder und Erwachsene, für Abend und Morgen verschiedene Sprüche, um das Einschlafen und Aufwachen zu begleiten.

Außer Sprüchen gibt es auch die Vorstellungsübungen: wie die Rose Stück für Stück ihre Blütenblätter verliert, oder wie Schafe über eine Brücke in die Ferne verschwinden usw.; die Seele gewinnt dadurch Abstand vom Tagesgeschehen.

Übrigens ist diese Beschäftigung mit dem Inhalt eines Spruches oder Gebetes nicht nur für kranke Menschen mit Einschlafproblemen gesundend, sondern auch gesunden Menschen tut es gut, auf diese Weise in die Nacht zu gehen.

Überdies gab Rudolf Steiner den Menschen, die den inneren Schulungsweg einschlagen wollen, die abendliche Übung, alle Geschehnisse des Tages in umgekehrter Reihenfolge rückwärts zu denken. So wird man sein eigener Zuschauer, ohne die Emotionen nochmals zu erleben, und der Tag kann abgerundet werden.

Damit man eine gute Nachtruhe richtig genießen kann, sollte man danach streben, am Tage in jeder Hinsicht »wach« zu sein. Dieses Wachsein am Tage fängt selbstverständlich damit an, daß man morgens richtig aufwacht. Als Hilfe dafür gab Zeylmans van Emmichoven im Zusammenhang mit dem oben zitierten Abendspruch für den Morgen die folgende Meditation, während der man sich das Bild der aufgehenden Sonne vorstellt:

Weltenlicht umstrahlt mich,
Weltenharmonie tönt in mir,
Weltenkraft durchströmt mich.
Ich denke im Weltenlicht,
Ich fühle in Weltenharmonien,
Ich will in Weltenkraft,
Ich bin.

Für gesunde Lebensfunktionen ist es von größter Notwendigkeit, daß ein gestörter Schlafrhythmus nach einer gewissen Zeit auf natürliche Weise wieder ins Gleichgewicht gebracht wird. Nur so kann ein Mensch wieder er selbst werden und bleiben und sich in die großen kosmischen Rhythmen harmonisch einfügen.

Krankheit und Schicksal

Wenn eine Krankheit auftritt, kann man sich die Frage stellen: »Wie komme ich dazu?« Handelt es sich um eine einfache Erkältung, so ist man schon zufrieden, wenn man sich an den Moment erinnert, in dem man sich die »Erkältung zugezogen« hat, oder wenn man weiß, bei wem man sich »angesteckt« hat. Geht es aber um eine schwerere Krankheit, dann stellt sich die Frage schon dringlicher und das »Warum« oder das »Warum gerade ich« spielt eine Rolle. Wenn der Mensch seinen täglichen Lebensablauf mit dem Krankenbett und die vertikale Haltung gegen die horizontale eintauschen muß, überkommt ihn oft ein Gefühl der Ohnmacht und Unsicherheit. Außer der Krankheit selber zwingen die Abhängigkeit und das Gefühl des Ausgeliefertseins den Menschen in eine Krisensituation. Dieses Gefühl wird um so existentieller, je langwieriger oder ernster sich die Krankheit zeigt. Solange die Krankheit nur als Störung im täglichen Lebensablauf betrachtet wird, kann es leicht passieren, daß dagegen opponiert wird oder der Patient in eine gewisse Lethargie verfällt. Man kann sich aber auch Fragen stellen wie: Was will diese Krankheit von mir? Wie kommt es, daß mir dies gerade in dieser Lebensperiode an dieser Stelle passiert? Was soll ich damit anfangen? Ist es möglich, daß die Krankheit einen Sinn hat? Wo stehe ich in meinem Leben?

Als begleitender Mitmensch können wir Raum schaffen, in dem diese Fragen — die oft nur unterschwellig da sind — für den Patienten hörbar werden. Darum ist es gut, wenn man dafür sorgt, daß der Patient zu bestimmten Tageszeiten wirklich ungestört ist. Vielleicht ist dies gerade einer der wichtigsten Momente in der Entwicklung des Betreffenden, gerade weil das tägliche Leben sonst die eigentlichen Intentionen überwuchern und verdecken kann. So mancher fühlt sich so ganz auf sich gestellt und steht mit leeren Händen da. Wenn man eine Krankheit genau beobachtet, läßt sich wahrnehmen, wie sich ein Kampf abspielt zwischen denkendem, fühlendem und wollendem Menschen einerseits und dem versagenden Körper andererseits. Im Grunde genommen ist es ein Kampf zwischen Innen- und Außenwelt, denn für die Seele ist der Körper gewissermaßen Außenwelt.

Daher ist guter Schlaf von größter Wichtigkeit, und zwar über 7—8 Stunden, zwei Stunden vor Mitternacht beginnend. Aus der Welt des Schlafes kann der Mensch sich für den folgenden Tag neue Kräfte holen. Wird ein Stück Lebensproblematik mit in den Schlaf genommen, kann es durch die Begegnung des Mensceninneren mit der Welt des Schlafes durch neues Licht erhellt werden. Mancher weiß aus eigener Erfahrung, daß mit dem Aufwachen ein bestimmtes Problem durch eine neue Idee die Lösung findet. Manchmal hat sich das Problem selber verändert, und mit dem neuen Tag sieht es anders aus. Warum ist das so? Die anthroposophische Geisteswissenschaft gibt darauf die Antwort, daß die Welt, in der sich die Menschenseele während des Schlafes befindet, eine geistige Welt ist, in der der Mensch unbewußt weilt und aus der ihm neue Kräfte und Impulse zuströmen. Es ist dieselbe Welt, in der sich der Mensch vor seiner Geburt und nach seinem Tode aufhält.

Der Bereich des physischen Leibes ist *ein* Erdenleben. Man ist an ein bestimmtes Modell mit seinen eigenen Begrenzungen gebunden. Das Innere des Menschen jedoch ist nicht derart begrenzt und hat gerade während eines Krankheitsprozesses die Möglichkeit, etwas von seinem Schicksal zu erkennen, vielleicht neue Initiativen zu entwickeln und seinem Leben eine andere Wendung zu geben. So kann die Krankheit zur Gnade werden. Der Mensch kann in Freiheit selber aktiv zu seiner Genesung einen wichtigen Beitrag leisten, so daß er bei dieser Genesung wirklich ein anderer Mensch wird. So hat die Krankheit dazu verholfen, etwas sichtbar zu machen. Es wurde etwas geheilt; es hat sich durch eine Begegnung mit den Kräften des höheren Seins, die der Kern des inneren Menschen sind, eine neue Harmonie eingestellt. Ein Erkennen der eigenen inneren Qualitäten fand statt, die meistens durch einen Schleier verhüllt werden. Die Sicht auf eine neue Lebensrichtung ist entstanden. Erst dann kann von wirklicher Genesung gesprochen werden, wenn dort, wo der eigentliche Hintergrund der Krankheit liegt, im Menschen *selber,* etwas geschehen ist. Wenn in der Veranlagung zur Krankheit eine Wandlung stattgefunden hat, kann man davon ausgehen, daß die Veranlagung durch die Krankheit geheilt worden ist. Voraussetzung dafür ist, daß man den Patienten mit einem therapeutischen Klima umgibt, in dem ihm warmes Interesse entgegenkommt.

Gelingt es nicht, die Disharmonie, die während einer Krankheit besteht, zu heilen, so stirbt der Mensch. Es zeigt sich, daß die neuen (im Schlaf aufgenommenen) Kräfte aus der geistigen Welt, die sich morgens mit dem physischen Leib wieder verbinden, nicht imstande sind, diese Disharmonie aufzuheben. Das Innere des Menschen kann sich zuerst nur noch mangelhaft und schließlich gar nicht mehr mit dem physischen Leib verbinden, dieses Instrument ist zu stark beschädigt. Der Tod tritt ein, und damit beginnt für den Menschen eine neue Phase seiner Existenz.

Nach dem Tode beginnt in der geistigen Welt ein neuer Entwicklungsprozeß, der völlig anders als der auf der Erde ist. Ein Prozeß, in dem die Früchte des Erdenlebens verarbeitet und umgeformt werden, wonach der Mensch allmählich zu einer neuen Erden-Inkarnation hingeführt wird.

Die Erfahrung, die der Mensch während seines Lebens gemacht hat und die Kraft, mit der der Kranke sein Schicksal umgetragen und angenommen hat, werden nach dem Tode umgebildet in einen Keim für das nächste Erdenleben. Eine aktive und positive Einstellung während des Krankheitsprozesses wird zur Keimkraft. Das Durchtragenwollen von Schmerzen, ohne gleich zu schmerzstillenden Mitteln zu greifen, ist gleichbedeutend mit einer »Investition« für den Prozeß nach dem Tode. Es wird in der geistigen Welt aufgenommen, und wird von höherer Warte aus zu einem Impuls für die Vorbereitung auf eine neue Erdenexistenz.

Man nimmt für die neue Inkarnation eine Art von Extrakt aus dem Leben mit, die nicht zu einer Wiederholung führt, sondern zu einem weiteren Schritt in der Entwicklung der Individualität. So wie man aus dem Schlaf neue aufbauende Kräfte für den folgenden Tag bekommt, so empfängt man zwischen Tod und neuer Geburt Kräfte für ein folgendes Erdenleben.

So können sowohl Genesung wie auch das Sterben als Entwicklungsschritte des Menschen betrachtet werden, und so haben beide einen tiefen Sinn und Bedeutung. Die Krankheit wird zum Schlüssel, der Geheimnisse, die etwas über uns selber aussagen, offenbaren kann, wenn wir in Freiheit den Mut zu der Frage haben: »Was hat mir diese Krankheit in meinem Leben zu sagen?«

Pflege von Schwerkranken und Sterbenden

Die Versorgung des Patienten in der letzten Phase seines Lebens ist für uns oft eine schwierige Aufgabe, weil wir hier mit unserer eigenen Unsicherheit konfrontiert werden. Es erfordert Mut, in sich selber die Ruhe zu finden, von der aus wir auf diese Patienten zugehen können. Oft leben im Patienten unausgesprochene Fragen, und wir haben immer und jeden Tag wieder das Gefühl: »Muß ich versuchen — sei es auch stammelnd —, eine Antwort auf die nichtgestellte Frage zu geben?«, oder: »Muß ich warten, und wenn ..., was soll ich dann sagen?«

Wenn wir dauernd diese Unsicherheit in uns tragen, dann stellt sich später häufig ein Gefühl der Reue oder Schuld ein, weil wir meinen, versagt zu haben. Sind wir dagegen von Vertrauen und Ehrfurcht gegenüber dem Schicksal des anderen Menschen, dem wir mit Wärme zur Seite stehen, erfüllt, dann können wir diese Unsicherheit überwinden und dadurch zu einer positiven Einstellung diesem Sterbeprozeß gegenüber gelangen. Der Patient kann dies als Antwort empfinden und wissen, daß man zu ihm steht. Menschen, die vor dem Ende ihres Lebens stehen, können, wie Elisabeth Kübler-Ross dies beschrieben hat, verschiedene Stadien durchlaufen: Ableugnung, Aggression, Verhandelnwollen, Depression und Akzeptieren. Wir können immer versuchen, diesen Stimmungen mit Milde gegenüberzustehen. Wir müssen lernen, sie objektiv als Teil eines Prozesses zu betrachten und uns nicht persönlich betroffen zu fühlen, wenn der Patient böse oder ungerecht ist. Man bekommt auch das Gefühl, daß er sonst so nicht gewesen ist, es scheint, wie wenn er einer Macht unterworfen ist, die stärker ist als er selber.

Wahrscheinlich spielt sich in der Seele des Menschen in dieser entscheidenden Phase viel mehr ab, als wir wahrnehmen können. Hier kann die einzige Haltung die sein, daß wir den Patienten mit Wärme und Geduld umgeben und vor allem versuchen, uns nicht verletzt oder irritiert zu fühlen.

Wenn der Patient zum Beispiel unruhig wird und mit dieser Unruhe offensichtlich nicht fertig wird, können wir pflegerisch gerade dadurch gut helfen, daß wir ihm eine Umgebung schaffen, in der er für seine innere Unruhe ein Gegengewicht und Hilfe findet. Man sorgt dafür, daß das Zimmer in jeder Hinsicht ordentlich ist. Das beinhaltet: die Blumen müssen versorgt sein, Hilfsmittel wie Kissenstütze und Deckenbogen oder Reservekissen und Decken dürfen nicht im Zimmer herumliegen. Ist der Papierkorb geleert? Dann muß dafür gesorgt werden, daß der Patient gut zugedeckt ist oder, wenn er sich immer wieder aufdeckt, einen warmen Schlafanzug oder Nachthemd und Bettsocken anhat. In einem derartigen Fall kann, sofern weder Patient noch Angehörige daran Anstoß nehmen, das Bett durch Gitter gesichert werden, über welche ein Plaid oder eine Decke gebreitet wird. Damit kann dem Patienten ein sicheres Gefühl vermittelt werden. So kann er sich nicht verletzen und ist geschützt (eventuell nur bei Nacht). Hin und wieder muß man ihn ja auch alleine lassen. Womöglich kann er noch in einem Armstuhl sitzen, das ermüdet ihn, so daß er schlafen kann und auf diese Art für kurze Zeit von seiner Unruhe befreit wird.

Pflegen ist eine Kunst. Mit Phantasie muß man versuchen, sich in den Patienten hineinzuversetzen und so das für ihn zu tun, was er braucht. Man muß sich soviel wie möglich in seiner Nähe aufhalten, da sein, wo man ihn hören kann, und dafür sorgen, daß die Klingel griffbereit ist. Beim Befragen stellt sich manchmal heraus, daß der Patient, obwohl er stöhnt, gar keine Schmerzen hat. Schmerzen werden in der letzten Phase häufig viel weniger empfunden. Es wäre falsch, hier schmerzstillende Mittel zu verabreichen, auch Beruhigungsmittel müssen möglichst eingeschränkt und nur auf dringende Bitten hin gegeben werden. Durch diese Mittel wird das Bewußtsein getrübt und man muß eher danach trachten, den Menschen so lange wie möglich er selbst sein zu lassen.

Auch während der letzten Tage wird der Patient wie üblich gewaschen und das Bett jeden Tag frisch gemacht; dabei sollte versucht werden, seine Selbständigkeit solange wie möglich zu wahren. Es muß darauf geachtet werden, daß er genügend Flüssigkeit zu sich nimmt; dabei muß bedacht werden, daß ein Teelöffel Flüssigkeit sehr wenig ist, denn auf ein Glas gehen 120 Teelöffel Wasser!

Mit größter Sorgfalt wird darauf geachtet, daß keine Komplikationen auftreten: Pflege des Mundes, Feuchthalten der Lippen, Dekubitusvorsorge, Wechsellagen und regelmäßiges tiefes Durchatmen. Natürlich will und muß jeder wieder etwas anders gepflegt werden. Unsere innere Haltung wird für den Patienten die größte Hilfe sein. Immer wieder muß man erspüren, ob er jemanden in seiner Nähe braucht oder gerade lieber mit sich selbst alleine ist. Er darf jedoch nicht im Stich gelassen werden. Es muß im geeigneten Moment abgewogen werden, was gesagt werden kann, und man muß sich darüber im klaren sein, daß der Mensch, alle verschiedenen Phasen durchlaufend, immer Hoffnung hat; diese Hoffnung darf nicht zerstört, aber auch keine falsche Hoffnung geweckt werden.

Eine große Kunst besteht auch darin, die heutige oder momentane Gesprächsrichtung abzuwarten. Sie kann völlig anders verlaufen als gerade eben noch. Die Erfahrung hat gelehrt, daß man am besten mit einer unverfänglichen Frage, zum Beispiel über einen Gegenstand im Zimmer, anfängt. Aus der Antwort kann man schon heraushören, wie die Stimmung ist, wie die Stimme klingt, ob der Patient ängstlich ist oder vielleicht gerade das Bedürfnis hat, über etwas völlig anderes zu sprechen. Er hat ein Anrecht auf solche Ausweichmanöver. Es geht darum, daß wir mit unserem ganzen Wesen horchend auf ihn eingehen. Aus dieser Grundhaltung heraus entsteht das Milieu, das wir herstellen wollen. Es ist auch Voraussetzung dafür, daß eine Situation gegeben wird, in der der Patient sich geborgen fühlen und in der der Sterbeprozeß stattfinden kann.

Auch das Vorlesen kann hilfreich sein, vor allem natürlich von Texten, die der Patient selber wünscht oder die ihm vertraut sind, oder, wenn er schon so weit ist, von Inhalten, mit denen er sich auf den Tod vorbereiten kann. Die Bibel, ein Gedicht oder Spruch oder eventuell sogar einer von Rudolf Steiners zahlreichen Vorträgen über das Leben nach dem Tode können eine große Hilfe sein und mögliche Ängste nehmen.

Wünscht der Patient ein Gespräch mit einem Geistlichen, wird dazu natürlich die Möglichkeit geboten. Sie können dann miteinander überlegen, ob der Patient die letzte Ölung empfangen will. Auch ein ruhiges Gespräch über den realen Krankheitsverlauf mit dem Arzt oder Pflegenden kann — bei Angst — dem Patienten eine Hilfe sein. Man muß immer Sorge tragen, daß zwischen den Gesprächen oder dem Vorlesen genügend lange Pausen sind, damit das Gehörte verarbeitet werden kann. Wenn die Möglichkeit irgendwie besteht, ist eine Pflege zu Hause auf jeden Fall anzuraten, es sei denn, die medizinische Betreuung macht dies unmöglich oder der Patient wünscht es sich selber anders. Zu Hause ist man nicht an die Organisation, die in einem Kranken- oder Pflegehaus nun einmal notwendig ist, gebunden; was nichts über die Qualität einer solchen Institution aussagt. Die Bindung des Patienten an seine Umgebung ist so groß und wichtig und das Eingehen auf seine Bedürfnisse kann um so vieles flexibler geschehen, daß man alles Menschenmögliche unternehmen muß, um eine Pflege im eigenen Hause zu ermöglichen.

Das Problem ist oft, ob ausreichende Hilfe vorhanden ist. Die Hilfe von Freunden und Bekannten, die Einkäufe erledigen oder zum Übernachten kommen, kann sinnvoll sein. Sie könnten auch vorlesen oder einfach nur anwesend sein, damit sich der pflegende Hausgenosse einmal zurückziehen kann.

Wenn der Tod sich nähert, nimmt zuerst das Körpergefühl ab; der Patient hat weniger Beschwerden, bekommt wieder auf alles Mögliche Lust und schmiedet Pläne, er gerät in einen Zustand allgemeinen Wohlbefindens, der im Grunde mit dem Ernst der Situation nicht übereinstimmt (Euphorie). In dieser Situation, in der das Körpergefühl abnimmt, muß man mit heißen Wärmflaschen vorsichtig sein. Auch eventuelle Schmerzmittel können reduziert werden.

Danach wird das Sehvermögen geringer. Dann werden die willkürlichen und unwillkürlichen Muskeln schlaff; der Patient, der bisher nicht inkontinent war, kann es jetzt werden. Auch der Gesichtsausdruck verändert sich, und Puls und Atmung werden schließlich schwächer. Es muß bedacht werden, daß das Gehör lange intakt bleibt, so daß man vermeiden sollte, außerhalb des Zimmers leise zu sprechen oder zu flüstern: der Patient soll nicht den Eindruck haben, man wolle ihm etwas verheimlichen.

Während des ganzen Pflegeprozesses und auch jetzt spielt der Kontakt ohne Worte eine besondere Rolle. Schon ein Blick, eine Gebärde, ein ermunternder Händedruck kann ein wesentlicher Kontakt sein. Es muß nicht immer gesprochen werden, für den Patienten kann dies sogar ermüdend sein. Viel wichtiger ist es, so auf den Sterbenden einzugehen, daß man ihn versteht und sich auf seine Reaktionen einspielt.

Es ist nicht einfach anzugeben, wann der Sterbemoment einsetzt und wann der Mensch durch die Pforte des Todes geht. Vielleicht will jetzt einer der Angehörigen einen Spruch oder ein Gebet sprechen. Ist der Patient verstorben, gibt es einige Dinge, die getan werden müssen. Die Zeit wird notiert und, wenn der Arzt nicht dabei war, wird er gerufen, um offiziell den Tod festzustellen. Der Verstorbene wird flach hingelegt. Die Augen werden geschlossen und nasse Watte daraufgelegt. Vielleicht wird die Prothese in den Mund getan. Der Mund wird geschlossen, indem ein eingerolltes Handtuch unter das Kinn und ein kleines Kissen unter den Kopf gelegt wird. In Übereinstimmung mit den Angehörigen werden eventuell Schmuckstücke an- oder abgelegt. Die Hände werden aufeinandergelegt. Man legt einen sauberen Schlafanzug oder ein Nachthemd, eventuell hinten in Längsrichtung aufgeschnitten, bereit. Sicherheitsnadeln dürfen nicht verwendet werden. Die Heizung wird abgestellt.

Heutzutage ist es meistens üblich, daß die letzte Versorgung von einem Begräbnisinstitut geleistet wird. (Die Gemeindeschwester tut dies nur noch höchst selten.) Wenn die Angehörigen dem Verstorbenen diesen letzten Dienst selber leisten wollen, folgen hierfür einige *Richtlinien* (die betreffenden Verrichtungen am besten innerhalb von 2—3 Stunden nach dem Tode und immer zu zweit vornehmen!).

Folgende Dinge werden bereitgestellt: Eine Schüssel mit Wasser, Waschlappen mit Seife und Handtuch. Fettwatte, Zellstoff, Kamm, Nagelschere, eventuell Rasierapparat. Frische Bettwäsche und ein Gummituch, um die Unterlage zu schützen. Nachdem alles gewaschen worden ist, was notwendig war (z. B. mit etwas Rosmarinbadezusatz im Wasser), wird die Unterlage gut geschützt und das Rektum mit Fettwatte oder Zellstoff verschlossen. Weil noch Urin ablaufen kann, wird der Blasenausgang abgedeckt. Danach wird ein frisches Unterlaken ins Bett getan. Nachdem die Haare und eventuell auch die Nägel versorgt worden sind, wird der Verstorbene mit einem frischen Leintuch zugedeckt und die gefalteten Hände daraufgelegt (eventuell mit etwas Rosmarinöl eingerieben); die Hände eines Menschen drücken viel von seinem Wesen aus. Am besten legt man das Leintuch in regelmäßigen Abständen in Querfalten, sonst liegt es zu straff auf. Darauf können dann einzelne Blumen gelegt werden. Das nimmt dem weißen Leintuch etwas von seiner Kälte, der Verstorbene wird umgeben und aufgenommen von den Blumen. Das Verwelken der auf dem Bett liegenden Blumen kann hier als ein Prozeß betrachtet werden, der das beginnende »Verwelken« des Körpers, aus dem die Seele sich langsam herauszieht, angemessen begleitet. Nachdem all diese Dinge erledigt worden sind, kann man darangehen, die Atmosphäre im Raum durch Kerzen, Blumen usw. zu unterstützen.

Die Kerzen sollten nach Möglichkeit an beiden Seiten des Bettes aufgestellt werden, damit kein Schatten auf das Gesicht fällt. Ein oder zwei Stühle können im Zimmer für diejenigen, die eine Weile bei dem Toten bleiben wollen, bereitstehen. Vielleicht bieten sich gute Freunde für die Totenwache an. Wenn sich der Verstorbene dahingehend geäußert hat, kann eines der Evangelien, zum Beispiel das Johannes-Evangelium, oder etwas, mit dem der Tote verbunden war, gelesen werden. Am besten ist es, wenn es die häuslichen Umstände zulassen, daß der Verstorbene bis zur Bestattung in seiner eigenen Umgebung bleibt.

Viele, die über die Schwelle gegangen sind, haben kurz vor ihrem Tode von einer Welt von Licht gesprochen, in der sie sich befanden. Das Wissen davon und das Vertrauen darauf können für uns bei der Versorgung des Sterbenden zum Leitfaden werden.

Die Hausapotheke

In den vorausgegangenen Beschreibungen wurde Material und eine Anzahl Medikamente genannt, die man braucht, um die Behandlungen ausführen zu können. Sie sind in der Apotheke, in der Drogerie und im Reformhaus zu kaufen. Im folgenden findet sich eine Übersicht mit einigen Ergänzungen. Weleda und Wala sind die Namen der Betriebe, die sich speziell mit der Produktion von anthroposophischen Heilmitteln beschäftigen. Ihre Produkte sind aus rein natürlichen Grundstoffen hergestellt und mit Hilfe von rhythmischen Prozessen zubereitet.

— Arnika-Salbe 10% (Weleda) oder Arnika compositum-Salbe (Wala): Bei Beulen und blauen Flecken und zur Nachbehandlung von Quetschungen und dergleichen.
— Arnika-Essenz (Weleda) oder Arnika-Essenz (Wala).
— Arnika-Wundtuch (Wala).
— Combudoron®-Gelee oder Combudoron®-Salbe (Weleda) oder Wund- und Brandgel (Wala): Bei kleinen Brandwunden, zur Nachbehandlung von größeren Verbrennungen, Sonnenbrand und Insektenstichen.
— Combudoron®-Flüssigkeit (Weleda) oder Brandessenz (Wala).
— Calendula-Salbe 10% (Weleda) oder Calendula-Essenz (Wala).
— Birkenkohle comp.; Kapseln (Weleda). Bei Magen-Darm-Störungen 3mal täglich 1 Kapsel. In akuten Fällen 2—3 Kapseln auf einmal.
— Abführtee (Species laxantes) (Weleda): Bei Obstipation (Verstopfung). Gebrauchsanweisung auf der Packung und Packungsbeilage beachten.
— Heilsalbe (Mercurialis comp.; Ungt.) (Weleda) oder Wund- und Brandgel (Wala): Bei Schürfwunden.

— Hauttonikum (Lotio Pruni comp.) (Weleda): Zur Dekubitusvorsorge.
— Infludo® (Weleda) oder Nisylen® (Schwabe): Bei Grippe in akuten Fällen stündlich 10 Tropfen mit Wasser. Sonst 3mal täglich 15 Tropfen.
— Massageöl (Weleda) oder Johanniskrautöl (Sano). Für Einreibungen bei Muskelkater und Erkältung, bei schmerzenden Gliedmaßen.
— Melissengeist (Spiritus Melissae comp.) (Weleda). Äußerlich bei Kopfschmerzen (Stirn betupfen). Innerlich bei Übelkeit, Schreck, Erregungszuständen und Schwäche. Man nimmt 10 Tropfen auf Wasser oder Zucker.
— Nausyn®; Tabletten oder Tropfen: Bei Auto- und Seekrankheit. Am Tage vor Reiseantritt 3mal täglich 1 Tablette bzw. 7 Tropfen, am Tage der Reise 2stündlich 1 Tablette bzw. 5 Tropfen.
— Plantago-Bronchialbalsam (Wala): Bei Husten wird die Brust eingerieben.
— Hustentee (Species pectorales) (Weleda): Bei Husten. Siehe Gebrauchsanweisung auf der Packung.
— Wecesin®; Streupuder (Weleda): Bei kleinen Wunden und roten Pickelchen dünn auf die Haut auftragen. Auch zur Nabelversorgung bei Babies.
— Zinnober D6; Tabletten (Weleda): Bei Halsschmerzen 4mal täglich 2 Tabletten lutschen. Regelmäßig gurgeln mit Salbeitee.
— Sonnenschutzcreme (Weleda)
— Kamillenblüten
— Badethermometer und Fieberthermometer
— Mull 16 x 16 steril und verschiedene Sorten Pflaster
— Schere
— Vaseline
— Sicherheitsnadeln
— Verschiedene Tücher in unterschiedlichen Größen aus Baumwolle, Leinen, Flanell und Wolle für Umschläge und Kompressen.

Es ist wichtig, daß Kräuter in gut verschlossenen Gläsern aufbewahrt werden. Um Fehler zu vermeiden, ist es ratsam, Flaschen, Tuben und derartiges mit einem Etikett zu kennzeichnen. Darauf wird das Datum der Anschaffung und die Anwendung notiert. Ansonsten müssen Medikamente kühl und dunkel aufbewahrt werden, jedoch niemals im Kühlschrank, es sei denn, dies ist angegeben.

Öle können, wenn sie ranzig riechen, nicht mehr verwendet werden. Kräuter werden am besten, sobald die neue Ernte da ist, erneuert.

Die genannten Salben, Flüssigkeiten und Puder halten bei entsprechender Lagerung meist längere Zeit. Wenn man Zweifel an der Qualität der Medikamente haben muß, weil sie lange gestanden haben, ist es am besten, wenn sie in die Toilette geschüttet werden.

Außer den Tüchern für Umschläge und Kompressen können alle Medikamente und Materialien in der Apotheke, gegebenenfalls auf Bestellung, gekauft werden.

Literatur

Das Bild des Menschen als Grundlage der Heilkunst. Entwurf einer geisteswissenschaftlich orientierten Medizin. Begründet von Friedrich Husemann. Neu hrsg. und bearbeitet von Otto Wolff, Stuttgart.
Band I: Zur Anatomie und Physiologie. [9]1986
Band II: Zur allgemeinen Pathologie und Therapie. [3]1986
Band III: Zur speziellen Pathologie und Therapie. [3]1986

W. Bühler: *Von der Bedeutung rhythmischer Lebensgestaltung.* In: Weleda Nachrichten, Heft 148, Ostern 1981.

M. Hauschka-Stavenhagen: *Rhythmische Massage nach Ita Wegman.* Boll über Göppingen 1972.
Zur künstlerischen Therapie. Boll über Göppingen 1971.

V. Henderson: *Grondbeginselen van de verpleegkunde* (Grundregeln der Krankenpflege). Lochem [2] 1976.

C. v. Heydebrand: *Vom Seelenwesen des Kindes.* Stuttgart [8] 1981.

W. Holtzapfel: *Erweiterung der Heilkunst. Rudolf Steiner und die Medizin.* Dornach 1975.

L. Juchli: *Allgemeine und spezielle Krankenpflege.* Stuttgart [3] 1979.

O. Koob: *Gesundheit — Krankheit — Heilung. Grundbegriffe einer menschengemäßen Heilkunst in der Anthroposophie Rudolf Steiners.* Stuttgart [3] 1982.

B. C. J. Lievegoed: *Lebenskrisen — Lebenschancen.* München 1976.
Entwicklungsphasen des Kindes. Stuttgart 1976.

W. zur Linden: *Geburt und Kindheit.* Frankfurt am Main [10] 1978.

L. F. C. Mees: *Das menschliche Skelett. Form und Metamorphose.* Stuttgart 1981.

R. Meyer: *Rudolf Steiner. Anthroposophie: Herausforderung im 20. Jahrhundert.* Stuttgart [4] 1978.

W. Pelikan: *Heilpflanzenkunde I—III.* Dornach 1978.

W. Chr. Simonis: *Die einkeimblättrigen Heilpflanzen.* Stuttgart 1981.
Die niederen Heilpflanzen. Stuttgart 1981.
Taschenbuch der häuslichen Krankenpflege. Stuttgart [5] 1980.

H.-W. Schröder: *Das Gebet.* Stuttgart 1977.
Mensch und Engel. Stuttgart 1979.

Th. Schwenk: *Grundlagen der Potenzforschung.* Stuttgart [3]1974.

R. Treichler: *Die Entwicklung der Seele im Lebenslauf. Stufen, Störungen und Erkrankungen des Seelenlebens.* Stuttgart [2]1982.

R. Steiner/I. Wegman: *Grundlegendes für eine Erweiterung der Heilkunst nach geisteswissenschaftlichen Erkenntnissen.* Gesamtausgabe Nr. 27, Dornach 1977.

R. Steiner: *Physiologisch-Therapeutisches auf Grundlage der Geisteswissenschaft.* GA 314, Dornach 1962.
Mein Lebensgang. GA 28, Dornach 1962.
Theosophie. Einführung in übersinnliche Welterkenntnis und Menschenbestimmung. GA 9, Dornach 1973.
Von Seelenrätseln. GA 21, Dornach 1964.
Wie erlangt man Erkenntnisse der höheren Welten? GA 10, Dornach 1975.
Die Geheimwissenschaft im Umriß. GA 13, Dornach 1977.
Gebete für Mütter und Kinder. Mit einem Vortrag, Dornach 1980.
Stillen. Eine Anleitung zur natürlichen Ernährung des Kindes. Verfaßt von der Kommission zur Förderung des Stillens, im Auftrage der Schweizerischen Gesellschaft für Gynäkologie und Geburtshilfe und der Schweizerischen Gesellschaft für Pädiatrie, 1979.

H. S. Verbrugh: *Medizin auf totem Gleis. Das Menschenbild der Medizin als vorwissenschaftliche Ideologie.* Stuttgart 1975.

L. Vogel: *Der dreigliedrige Mensch.* Dornach [2] 1979.

I. Wegman: *Im Aufbruch des Wirkens für eine Erweiterung der Heilkunst nach geisteswissenschaftlicher Menschenkunde.* Arlesheim 1956.

F. Wilmar: *Wie wirken Rundfunk und Fernsehen auf Kinder?* Stuttgart [3] 1982.

O. Wolff: *Anthroposophisch orientierte Medizin und ihre Heilmittel.* Stuttgart [5] 1987.

W. F. Zeylmans van Emmichoven: *Die menschliche Seele.* Basel 1979.
Die Wirklichkeit, in der wir leben. Die zentrale Stellung des Mysteriums von Golgatha in der Menschheitsentwicklung. Arlesheim [2]1977.

Register

VEREIN FÜR
ANTHROPOSOPHISCHES HEILWESEN E.V.

Sich engagieren –
Willen bündeln – Ziele erreichen!

Sicher bedarf es nicht des Hinweises, daß der zielgerichtete Wille einer Gemeinschaft mehr bewirken kann, als ein einzelner erreicht. Wer für eine richtige Lebensgestaltung und sinnerfüllte Weltentwicklung eintritt, kann nur im Zusammenschluß mit möglichst vielen Gleichgesinnten Verbesserungen erreichen. Man mag bedauern, daß dies nicht ohne eine gewisse «Stoßkraft» geht. Erkenntnisse können aber nur dann im Leben wirken, wenn Menschen sich dazu bekennen und ihre Überzeugung dort zum Ausdruck bringen, wo Entscheidungen gefällt werden. Man kann sich nicht resigniert zurückziehen – man darf es nicht, betrachtet man das Leben als eine Aufgabe und die Menschheit als dem Menschen anvertraut. Unser Wunsch, unsere herzliche Aufforderung: Werden Sie Mitglied in unserem Verein für ein erweitertes Heilwesen!

Gut, oder vielmehr nicht gut: immer weniger Menschen möchten sich durch eine Mitgliedschaft fest binden. Das ist einerseits verständlich. Andererseits aber ist ein wirklicher Fortschritt in der Menschheit oder auch die Verhinderung vermeintlicher Fortschritte fast ausnahmslos von freien Persönlichkeiten oder entsprechenden Vereinigungen bewirkt worden. Denken Sie zum Beispiel an «Greenpeace», «Amnesty International», «Caritas» oder das «Rote Kreuz»! Dies sind Institutionen, die durch die Opferkräfte von Menschen ihre wirtschaftliche Basis erhalten und damit segensreich für die Allgemeinheit wirken können. Wir möchten uns nicht auf die gleiche Stufe stellen, jedoch das Anliegen unseres VEREINS FÜR ANTHROPOSOPHISCHES HEILWESEN ist auf einer anderen Ebene ebenso wichtig. Wir engagieren uns in der Politik und der breiten Öffentlichkeit für

1. eine menschenwürdige Medizin im Sinne einer natur- und geistgemäßen Heilweise,
2. die Förderung und Verbreitung des Verständnisses für anthroposophisch erweiterte Heilkunst, u.a. durch regionale und überregionale Veranstaltungen und ein reichhaltiges Schrifttum,
3. für die Praxis einer zeitgeforderten seelischen Hygiene (Präventivmedizin), welche die Gesundheit der Bevölkerung durch Selbstverantwortung und Selbsterziehung fördert.

4. den Aufbau und die Unterstützung von örtlichen Arbeitsgruppen bis zur Förderung entsprechender therapeutischer Einrichtungen (Gesundzeitszentren, Therapeutika),
5. die Sicherung der naturgemäßen Heilmethoden im Bundesgebiet und in der Europäischen Gemeinschaft,
6. die Anerkennung der anthroposophischen Medizin und ihre Gleichstellung mit der naturwissenschaftlichen Medizin, einschließlich der damit verbundenen Heileurythmie und der künstlerischen Therapien,
7. die volle Vergütung aller ärztlichen Leistungen in Verbindung mit der anthroposophisch orientierten Therapie,
8. die finanzielle Unterstützung bei der Niederlassung entsprechend arbeitender Ärzte und Therapeuten.

Merkblätter zur Gesundheitspflege im persönlichen und sozialen Leben

Die Merkblätter behandeln auf wenigen Seiten allgemeinverständlich jeweils ein aktuelles Thema zur leiblichen und seelischen Hygiene oder zu Umweltfragen. Ihre oft überraschend neuartigen Betrachtungsweisen gründen in der Anthroposophie Rudolf Steiners und der aus ihr entwickelten Heilkunst.
Bei allen diesen Bemühungen treten wir nicht fordernd auf, sondern wir wollen sachlich und einsehbar argumentieren. Den festen Boden bietet dafür die Anthroposophie Rudolf Steiners. Sie hat auf vielen Gebieten – zum Beispiel biologisch-dynamische Landwirtschaft, Waldorfschulen und -Kindergärten, Heilpädagogik, Medizin – bewiesen, daß sie lebenspraktisch ist. Alle diese Initiativen haben eines gemeinsam: dem anderen Menschen zu helfen! Das geht von der Gesundung des Bodens über gesunde Nahrungsmittel für Tier und Mensch bis zur Selbsterziehung jedes einzelnen Menschen zu einem wertvollen Glied unserer Gesellschaft.
Vielleicht wollen auch Sie helfen und sich durch Ihre Mitgliedschaft den Zielen des Vereins verbinden? Ausführliche Informationen werden Ihnen gerne zur Verfügung gestellt. Schreiben Sie uns.

Verein für Anthroposphisches Heilwesen e. V.
Johannes-Kepler-Straße 56
D-75378 Bad Liebenzell/Unterlengenhardt

Schwestervereine in Belgien, Österreich, Schweden, den Niederlanden und der Schweiz.